高原老年人运动与健康

郝莹　著

人民体育出版社

图书在版编目（CIP）数据

高原老年人运动与健康 / 郝莹著. -- 北京：人民体育出版社, 2022（2023.6重印）
ISBN 978-7-5009-5933-5

Ⅰ. ①高… Ⅱ. ①郝… Ⅲ. ①高原－老年人－健身运动－研究 Ⅳ. ①R161.7

中国版本图书馆CIP数据核字(2022)第048176号

*
人民体育出版社出版发行
天津画中画印刷有限公司印刷
新 华 书 店 经 销
*
710×1000 16开本 11.75印张 218千字
2022年8月第1版 2023年6月第2次印刷
*
ISBN 978-7-5009-5933-5
定价：65.00元

社址：北京市东城区体育馆路8号（天坛公园东门）
电话：67151482（发行部） 邮编：100061
传真：67151483 邮购：67118491
网址：www.psphpress.com
（购买本社图书，如遇有缺损页可与邮购部联系）

序

德国哲学家叔本华说过，“幸福十分之九是建立在健康基础上的，健康就是一切”。全民健身是全体人民增强体魄、健康生活的基础和保障，人民身体健康是全面建成小康社会的重要内涵，也是实现社会主义现代化的题中应有之义。《尚书》言“民惟邦本，本固邦宁”，表达了中华民族的“民本”思想。老百姓的健康不仅是每个人的立身之本，而且关系着每一个家庭的幸福；人民的健康是立国之基，关系着中华民族的伟大复兴。自2016年全国卫生与健康大会作出了加快推进健康中国建设的重大部署以来，国家把人民健康放在优先发展的战略地位，出台了《“健康中国2030”规划纲要》《健康中国行动（2019—2030年）》《国家积极应对人口老龄化中长期规划》等系列文件，着力解决各方面的难题，积极应对老龄化的挑战，全方位全周期保障人民健康，不断夯实全民健康之基，我国的健康事业迈向了更高质量、更高效率、更强动力的新境界。

数千万年前大规模的造山运动，隆起了喜马拉雅山、冈底斯山、昆仑山、唐古拉山等雄伟的山峦。千百年来，高原人民在这片神秘与独特的土地上生存繁衍，与令人生畏的严酷的自然环境融为一体，创造出璀璨的文明。但是，严酷的自然环境和具有地域特色的生活习惯带来的健康问题不容忽视，如何让健康惠及更多的高原人民，对社会经济发展具有重要意义，也是健康问题研究中的难题。正是这种社会发展的需求，使学者对“高原老年人运动与健康”问题的思考和实践行动破土而出，该问题关注高原老年人健康的理论基础与实际需求，着眼于保障高原老年群体的健康需求，具有鲜明的时代特色。

《高原老年人运动与健康》是西北师范大学郝莹老师及其团队近年来潜心研究撰写的学术著作，涉及高原环境与老年人健康、衰老对高原老年人运动系统的影响、高原老年人体质特征、高原老年人生活方式与健康、高原老年人运动监控、高原老年人运动损伤与防治、高原老年人运动健康科学指导等内容，主题鲜明、涉猎广泛，不仅有国内外专家学者关于高原老年人健康研究的独到论断，还有作者团队对亚高原地区老年人的走访调研和测试评价，最后落脚于运动健康科学指导，充分体现了理论联系实际、从实践中来到实践中去的马克思主义科学实践观。“上工治未病，不治已病”。全书还反映了高原老年人健康更应兼顾“预防”的思想，将基本知识与理念、健康生活方式与行为和基本技能的公民健康素养要求贯穿其中，倡导健康文明的生活方式，因地因时选择合理的锻炼方式，多措并举开展老年人健康促进行动，以提高老年人的健康水平、改善老年人的生活质量、增进老年人的健康福祉、实现健康老龄化的理想。

纵观全书，关于老年人健康的研究引起了我的极大兴趣，因而欣然应邀作序，不仅为该书的出版庆贺，也为该团队青年学者和学生们的成长由衷地感到欣慰。我很乐意为广大体育工作者、老年人群体和致力于老年人健康研究的人士推介此书，相信对于老年人健康的关注，特别是边远地区、欠发达地区、生存环境严苛地区老年人健康问题，会越来越被重视，也相信党和国家全面推进健康中国建设，以全民健康助力巩固全面小康成果，必将为14亿人民带来更大福祉。我之所以乐于接受邀请为该书写序，还有一个重要原因，就是我自己也属于该书的研究对象，既生活在海拔一千五百米之上的黄土高原，也年过花甲，为了掌握正确科学的健康方法，有幸先睹为快，是为序。

2021年5月于兰州

前　言

我国幅员辽阔，山川壮丽，地形多样。其中，高原约占国土总面积的36%。尽管千百年来，勤劳智慧的中国人民排除万难，在高原上辛勤劳作，生生不息，孕育了灿烂辉煌的高原文化，但高原低氧、低温、干燥、强辐射等恶劣的自然条件始终是人类生存与发展必须面临的巨大挑战。而且，随着近年来我国高原地区自然环境不断改善和社会经济持续发展，久居高原的人口数量持续增长。

根据世界卫生组织发布的《中国老龄化与健康国家评估报告》显示，中国约33%的疾病负担归因于60岁及以上老年人的健康问题。长期生活在高原地区的老年人由于衰老造成的结构和机能衰退、适应性和抵抗力下降等原因，加之高原环境对机体功能的影响，面临着更为严重的健康困境。在这种情况下，更加全面、科学地评定高原环境下老年人的健康水平，探索高原地区老年人如何在低氧环境下科学合理地选择运动健身的方法、手段等问题，将为我国实现健康老龄化提供更为科学的依据。

随着人口老龄化的加剧，中国的疾病谱正以传染性疾病为主移向慢性非传染性疾病为主，而非传染性疾病的四大危险因素包括膳食纤维摄入不足、室内污染、缺乏锻炼和吸烟。对高原老年人居住模式、饮食、吸烟、饮酒、睡眠等因素与健康的关系进行研究，旨在探索生活方式对高原老年人非传染性疾病的影响。如何在特定环境中因地制宜地控制非传染性疾病的危险因素，促使高原老年人保持强健的体魄，运动显得尤为重要。

发展是时代的命题，将改善高原老年人健康的非生物医学方法纳入发展议程，创建促进终身健康行为（良好饮食和运动）的环境是十分必要的。因此，对高原老年人运动与健康问题的关注，就显得尤为重要。具体而言，对高原老年人体质特征进行分析，通过运动监控实现老年人运动的最佳控制并严格监控锻炼过程，确定合理的运动强度和运动量，并预防运动过程中突然事件造成的严重后果，同时对高原老年人运动损伤进行深入研究并提出合理的防治措施，是创建高原老年人终身健康行为环境的重中之重。

孟子曰："老吾老以及人之老。"积极有效应对当前老年人的突出健康问题，是实施健康中国行动的必然要求，也是政府、社会、个人义不容辞的责任。本书关注高原老年人运动与健康这一问题，旨在引导高原老年人树立正确的健康观，加强早期干预，形成有利于健康的生活方式。同时注重外部生态环境和社会环境的适应、创建与改善，延长高原老年人的健康寿命。基于这一主题，本书研究重点有二：一是高原老年人健康，将老年人的健康问题放在特定高原环境中，从现实出发，立足各个方面探索高原地区健康老龄化的路径；二是高原老年人运动，将高原老年人健身运动作为提高身体素质和免疫力的重要干预措施，以合理适宜的运动提升高原老年人生活质量。

健康老龄化的重大命题需要群策群力、共同承担。对于欠发达地区、农村地区、贫困地区和自然条件恶劣地区老年人健康问题的关注，是健康中国发展进程中不可或缺的环节。笔者希望通过本书的健康知识普及和运动行为指导，为守护高原老年人的健康贡献自己的绵薄之力。

著者

2021 年 6 月于兰州

目 录

第一章　高原环境与老年人健康

人口老龄化问题已经覆盖到世界多个国家。联合国教科文组织衡量一个国家或地区是否进入老龄化社会的标准为60岁及以上人口占总人口的比例超过10%或65岁及以上人口占总人口的比例达到7%[1]。按此标准，中国于2000年步入老龄化社会，是世界上老龄化开始较晚的国家[2]。作为一个人口大国，2020年底中国人口总数已经增长到14.12亿，65岁及以上老年人口数量为1.90亿。

计划生育基本国策的实施使我国新生人口数量得到有效控制，2018年人口出生率跌至10.94%[3]，达到改革开放以来的新低。然而，随着人民生活质量及医疗水平的提高，人口平均寿命相应提升，中国已经成为世界老龄化进程最快的国家，也是老年人口最多的国家。国家统计局《2020年国民经济和社会发展统计公报》显示[3]，1999年至2020年底，我国65岁及以上老年人口数量占全国总人口的比例呈现缓慢上升趋势。我国著名的人口专家曾毅教授曾提到，现阶段我国面临两大人口安全问题，其中之一就是人口快速老龄化的同时，老年人健康及基本养老保障薄弱，如果这个问题不能有效解决，将危及社会和谐与长治久安[4]。

改革开放以来，我国在政治、经济、文化、教育及社会服务领域均取得良好发展成效。人民在物质生活水平不断提升的基础上，更加注重精神需求，对美好生活的愿望更加强烈，解决好老年人健康问题迫在眉睫。近年来，国家特别重视老年人健康事业发展。2016年10月25日，中共中央、国务院印发了《“健康中国2030”规划纲要》（以下简称《纲要》），指出全民健康长寿是国家富强、民族振兴的重要标志，也是全国各族人民的共同愿望。在推动全民健身与全民健康融合发展的过程中，特别要突出解决好老年人、妇女、儿童等重点人群的健康问题[5]。政策的导向、社会的推动，使老年人健康事业发展迈上新台阶。

地理学科将海拔500米以上且起伏较小、顶部较为平坦的高地称为高原[6]。体育运动训练学将海拔为500～1800米的高地称为亚高原，1800米以上称为高原[7,8]。我国四大高原集中分布在第一、第二地势阶梯上，覆盖西藏、青海、甘肃、内蒙古、陕西、宁夏、贵州、云南及河南九省区。四大高原面积占国土总面积的36.64%，四大高原低氧、寒冷、多风、干燥、昼夜温差大和日光辐射强，其中，低氧是高原地区最主要的环境特征，也是影响人体健康和工作效率的主要因素。第七次人口普查结果显示，四大高原总人数为2.91亿人，占全国总人数的20.58%；65岁及以上人数为0.359亿人，占全国65岁及以上总人数的18.84%。因此，解决好高原老年人的健康问题至关重要。

第一节　高原人口老龄化

一、人口老龄化现状

人口老龄化是指由人口生育率下降、人均寿命延长所导致的年轻人口数量减少、老年人口增加的动态过程。人口老龄化有两个含义[9]：一是指老年人口占总人口比例不断上升的过程；二是指社会人口结构呈现老年状态。目前，国际通用的衡量某国家或地区是否进入老龄化社会的标准为：计算此区域60岁及以上人口占其总人口的比例是否达到10%，或65岁及以上人口占其总人口的比例是否达到7%。

（一）国际人口老龄化现状

21世纪被称为老龄化的世纪。随着生育率及中老年人死亡率的持续下降，世界各国将普遍进入人口老龄化阶段，老龄化进程也在不断加快。从联合国公布的数据来看，1950年世界范围内65岁及以上的老年人口为1.3亿，仅占世界总人口的5.1%；2015年世界老年人口已经增加到6.1亿，其在世界总人口的占比也增长到8.3%[9]。20世纪80年代以前，世界老年人口与世界总人口增长速度基本一致，80年代以后，老年人口增长速度明显超过总人口增长速度。2015年世界人口增长率为1.1%，而老年人口增长率已高达3.2%。专家预测，到21世纪末，世界范围内65岁及以上的老年人口将超过总人口的五分之一（22.7%）[10]，甚至有可能达到总人口的30%，一个全球性的老龄化时代正在大踏步地向我们走来。

发达国家及地区领跑世界人口老龄化进程。1950年，发达地区老年人口为6300万，占总人口数量的7.7%。截至2015年，发达地区老年人口规模增长到

2.2亿，老龄化人口上升了10个百分点，占总人口数量的17.65%。而在世界各国中，日本是人口老龄化最严重的国家。2015年日本老年人口比重高达26.3%，年龄中位数高达46.5岁，即日本有一半人口年龄超过46岁。同时期欧洲老年人口占其总人口的17.6%，居于世界老龄化的次席。此外，发达地区人口中80岁及以上高龄人口比重由1950年的不足1%，上升到2015年的4.7%。1950—2015年发达国家及地区人口数据变化曲线显示，高龄人口数量增长了6倍多，且在所有年龄组中增长速度最快。由此可见，发达地区人口增长正呈现出由老龄化迈向高龄化的趋势。

相比发达国家及地区，发展中国家及地区的老龄化进程呈现出老年人口绝对规模大、发展速度快的特点。1950年，发展中国家及地区和发达国家及地区的老年人口规模几乎相当，而2015年，发展中国家及地区的老年人口数量竟是发达国家及地区的1.8倍。1950—2015年，发展中国家及地区老年人口由6600万增长到3.9亿。虽然发展中国家及地区老年人口规模大、增长速度快，但与发达国家及地区相比，其老年人口占总人口比重的增长速度仍相对缓慢（由3.8%到6.4%）[10]。

世界人口老龄化速度正在不断加快，未来40年将是发达国家及地区老龄化最快的时期，而发展中国家及地区的这一状况将持续到21世纪末。尤其是21世纪的后半段，发展中国家及地区的老龄化速度将明显超越发达国家及地区。预计未来40年，世界老年人口比重将翻倍，发达国家及地区老年人口比重将于2022年超过20%，21世纪末时将接近30%。预计到21世纪80年代，发展中国家及地区的老龄人口将超过当地总人口数量的20%。基于当前的发展趋势，即使目前人口结构最年轻的国家，到21世纪末也将进入老年型社会。

（二）中国人口老龄化现状

相比于其他国家，我国人口结构起伏剧烈、变化迅速。由于死亡率、生育率在20世纪50—60年代的大起大落以及70年代以来的持续下降，我国经历了劳动年龄人口比重和老年人口比重短期下降后连续增长、少儿人口比重短期增长后持续下降的过程。年轻型人口模式迅速转变为老年型人口模式，并呈现不断加速的老龄化趋势。60多年来我国人口年龄结构变化可以划分为四个阶段[11]。

1. 年轻化阶段（20世纪50—60年代）

1949年以来，国民经济蓬勃发展，人民生活质量不断提高，医疗卫生条件得以提升，我国人口死亡率降至15%以下，而出生率却高达30%~40%，人口自然增长率高达20%以上。一系列的变化致使人口迅速年轻化。

1953年第一次人口普查结果显示，我国0~14岁人口比重达到36.3%，65岁老年人口比重仅为4.4%，年龄中位数为22.7岁，是年轻型人口年龄结构类型国家；1964年第二次人口普查结果显示，0~14岁人口比重逐渐增加，达到40.7%，相应的劳动年龄人口与老年人口比重有所下降，人口年龄结构变得更为年轻。1953年和1964年，我国人口结构为增长型，年轻人口比重大，人口结构呈现上窄下宽的塔型；20世纪50—60年代，我国增加的人口主要集中在0~14岁，15岁以上并没有太大变化，总人口结构更为年轻化。

2. 成年化阶段（20世纪70—80年代）

20世纪70年代初，我国开始实行计划生育政策，经历了急速的生育率转变。1970年我国生育率为6%，1977年迅速下降到3%以下。此后生育水平进一步下降，1990年生育率接近更替水平。生育率的下降导致少儿人口大量减少，同时70年代之前高生育率下的出生人口进入劳动年龄人口阶段，直接导致人口年龄结构的成年化特征。

1982年第三次人口普查结果显示，0~14岁人口比重约为34%，15~64岁人口比重为61%，65岁及以上老年人口比重为5%。与1964年相比，少儿人口比重下降了7个百分点，劳动年龄人口比重上升了6个百分点，而65岁以上老年人口比重变化不大。1990年第四次人口普查时，少儿人口比重减少至28%，老年人口比重增加到5.6%，而劳动年龄人口比重上升到67%。少儿人口比重的持续下降和劳动年龄人口比重的上升表明，我国人口结构在逐步成年化。1982年的人口金字塔结构呈现出底部收缩的趋势，而1949年以来的两次生育高峰带来的结果，在1982年和1990年的人口金字塔中分别表现为青壮年劳动年龄人口的突起以及人口年龄结构转变为典型的成年型特征。

3. 老龄化启动阶段（20世纪90年代）

20世纪90年代以来，我国进入低生育率时期，生育率降到更替水平以下，并且持续走低。我国人口年龄结构延续之前的变化，即劳动年龄人口比重持续增长，少儿人口比重持续下降。自80年代以来，我国缓慢上升的老年人口比重，在90年代以后开始加速增长。

4. 老龄化提速阶段（2000年以来）

2000年以来，我国生育率维持在1.6%左右，远低于更替水平（2.1%），人口增长呈下降趋势。2010 年第六次人口普查结果显示，我国人口年龄结构继续走向老龄化：0～14 岁少儿人口比重持续下降，2010 年降低至 16.6%；劳动年龄人口比重上升至 74.5%；年龄中位数继续上升，达到 35 岁左右。

2000 年人口金字塔底部进一步收缩，同时顶部在扩大。按照国际惯例，2000 年我国已经进入老龄化社会阶段，成为老年型国家。此外，自 2000 年以来，我国人口老龄化程度不断加深，速度不断加快，进入老龄化提速阶段。2010 年第六次人口普查结果显示，我国 60 岁及以上人口达到 1.78 亿，占总人口的 13.26%，比 2000 年增长了 3%。其中 65 岁及以上人口为 1.19 亿，占总人口的 8.87%[12]，比 2000 年增长了 1.7%，老年人口数量及其比例的增长速度均超过了上一个十年。最新发布的第七次人口普查结果显示，我国 60 岁及以上人口为 2.64 亿，占总人口的 18.70%[3]（其中，65 岁及以上人口为 1.90 亿，占总人口的 13.50%）。与 2010 年相比，60 岁及以上人口的比重上升 5.44%。

二、中国人口老龄化特点

（一）未富先老

欧美一些发达国家在进入老年型社会时，人均国内生产总值一般为 5000～10000 美元，而 2000 年我国人均生产总值尚不足 1000 美元，是典型的“未富先老”国家，反映出我国人口老龄化与社会经济发展水平不相适应。我国幅员辽阔，目前 GDP 排名世界第二，但是人均 GDP 却很少，人口众多加之经济条件薄弱，使我国老龄化的发展速度远远超越经济的发展速度。究其原因，这与我国早期实行的计划生育政策有关，而国外大部分国家没有对生育率进行干涉。经济发展带来的诸多问题是导致生育率下降的主要原因，故而有人提出“经济发展带来的生活压力是最好的避孕药”。鉴于我国与发达国家存在的诸多差异，我们在面对老龄化问题时，应该多结合自身原因，力求得到更为科学合理的解决方案。

（二）地区差异大

我国人口老龄化具有很大的地区差异性，东部沿海和部分经济较为发达的南方城市，其老龄化程度比中西部地区高。随着我国经济的西部大迁徙，我国老龄化的分布也会相应地向中西部靠拢。同时，农村生育率高于城市，存在很大的城乡差异。随着经济的发展，农村的青壮年进城务工，他们受到新型生育文化的冲击，少生或不生的人群比例上升，农村留守老年人的比例也随之增长。

（三）老年人口的绝对数量庞大

正如“中国的人口规模大”是中国的基本问题一样，中国的人口老龄化问题绝不仅仅是老年人口数量的突飞猛进，还有老年人口绝对数量大的问题。老年消费人口的增长，使中国的市场和自然资源承受着巨大的压力。早在20世纪90年代，我国老年人口基数就达到了1亿。2005年我国60岁及以上的人口达到1.41亿，占总人口的10.42%。2015年我国60岁及以上的人口为2.04亿，占总人口的14.12%。截至2020年底，我国60岁及以上人口为2.64亿，占总人口的18.70%[3]。预计到2050年，我国60岁及以上的人口将达到4.12亿，占总人口的27.43%[13]。我国老年人口占总人口的比例越来越大，这将对我国的经济发展、资源供应产生极大的影响，具体表现在以下几个方面：

（1）消费结构面临转变。老年人的消费心理比较特殊，偏爱老品牌，习惯性地热衷于自己认可的东西，喜爱物美价廉、经久耐用的商品，因此在一定程度上阻碍了新产业、新服务的发展。同时，随着人口老龄化程度的加深，老年人对饮食、服饰及养生保健用品等均有较大需求，这些老龄产业将在“需求拉动”的作用下迅速发展，促进产业和经济结构调整。这既能满足老年人口的消费需要，又能形成新的经济增长点，“银发经济”的迅速升级必将促进经济发展。

（2）科技创新遭遇瓶颈。老年人群的固有观念会降低整个社会吸收新知识和新观念的速度，导致技术创新能力下降。从科技创新以及整个社会的发展来讲，急需强大的创新团体的出现来带动科技发展。中青年的创新能力、接受新鲜事物的能力自然比老年人强，但在此阶段，中青年人口比重下降将非常不利于我国经济建设和企业发展中的技术创新。

（3）人口老龄化发展会导致劳动年龄人口比重相对下降。劳动年龄人口的数量及其在总人口中的比重对一个国家或地区的经济发展至关重要，劳动年龄人口决定劳动力供给，而劳动力供给又影响着劳动生产率。劳动年龄人口的相对缩减意味着可就业人口的减少和就业压力的加大并存，在一定的生产资料和技术条件下，劳动力资源不足就可能导致部分生产资料和设备的闲置，影响社会生产活动的正常运转，从而影响生产力和经济发展。

（4）养老、医疗保障压力加大。据统计，20世纪80年代，在职与退休人员的供养比是13∶1，而到2003年，这个比例为3∶1，到2020年，已有超过1亿的退休人员领取养老金，供养比将达到2.5：1[14]。老年人群是医疗卫生资源的主要消费对象，据原卫生部统计，60岁以上老年人的慢性病患病率是全部人口患病率的3.2倍，伤残率是全部人口伤残率的3.6倍，老年人消耗的卫生资源是全部人口平均消耗卫生资源的1.9倍[15]。由于我国卫生医疗事业的发展较经济发展相对滞后，因此老年人看病难、看病贵的问题尤为突出。

（5）养老服务机构匮乏。研究表明，我国约有3250万老年人需要不同形式的长期护理，且5%的老年人有入住养老机构的意愿[16]。在经济发达地区，养老护理需求更高。但是目前我国专门为老年人提供养老服务的设施严重不足，2014年我国每千名老人拥有养老床位26张，远远低于发达国家50～70张的水平[17]，难以满足老年人需求。服务的形式和内容不全，服务人员的素质良莠不齐，能为老年人提供的养老服务的数量和质量都远远低于市场需要。

三、我国高原老年人口现状

我国四大高原面积大、老年人口数量众多，高原老年人势必成为一个需要被关注的群体。全面了解和掌握我国高原老年人口的情况（表1－1），有利于推动我国高原老年人健康事业的发展，促进西部地区老年人迈向健康老龄化道路。

表1－1　高原65岁及以上老年人口情况

年份	全国总人口（万人）	65岁及以上人口（万人）	65岁及以上人口所占比例（%）	四大高原人口（万人）	四大高原人口所占比例（%）
1999	125786	8679	6.90	27121	21.56
2000	126743	8821	6.96	26954	21.27
2001	127627	9062	7.10	27601	21.63
2002	128453	9377	7.30	27797	21.64
2003	129227	9692	7.50	27970	21.64
2004	129988	9857	7.58	28145	21.65
2005	130756	10055	7.69	27676	21.17
2006	131448	10419	7.93	27803	21.15
2007	132129	10636	8.05	27642	20.92
2008	132802	10956	8.25	27745	20.89

续表

年份	全国总人口（万人）	65 岁及以上人口（万人）	65 岁及以上人口所占比例（%）	四大高原人口（万人）	四大高原人口所占比例（%）
2009	133450	11307	8. 47	27813	20. 84
2010	134091	11894	8. 87	27749	20. 69
2011	134735	12288	9. 12	27787	20. 62
2012	135404	12714	9. 39	27898	20. 60
2013	136072	13161	9. 67	27990	20. 57
2014	136782	13755	10. 06	28092	20. 54
2015	137462	14386	10. 47	28236	20. 54
2016	138271	15003	10. 85	28400	20. 54
2017	139004	15831	11. 39	28547	20. 54
2018	139538	16658	11. 94	28705	20. 57
2019	140005	17603	12. 57	28838	20. 60
2020	141178	19064	13. 50	29051	20. 58

1999—2020 年，我国总人口数量由约 12. 58 亿增长到约 14. 12 亿，四大高原地区的人口由约 2. 71 亿上升到约 2. 91 亿。到目前为止，高原人口数量占全国总人口数的五分之一以上，并且人口总数呈现整体上升趋势。其中，老年人口数量不断增加，65 岁及以上的老年人口从 1999 年的约 0. 87 亿增长到 2020 年的约 1. 91 亿，所占比例由 6. 90% 上升到 13. 50% 。随着老龄化程度不断加深，我国将面临诸多挑战。为减轻社会负担，加快国家发展步伐，必须提升对老年人的关注度，加快老年人走向健康老龄化道路的步伐。

第二节　高原环境对人体的影响

一、高原环境概况

《中国综合自然区划》将中国划分为三个自然区，分别为东部季风区、西北干旱区和青藏高原区。青藏高原区面积占全国总面积的26.7%，主要包括青海省和西藏自治区。此外，在青藏高原南部边缘山脉有克什米尔、印度、尼泊尔、不丹等国家和地区的部分区域，在我国其他省区也有部分区域，如昆仑山地大部分地区属于新疆，祁连山北翼和甘南高原属于甘肃，金沙江以东至四川盆地边缘广大地区属于四川，金沙江、澜沧江、怒江三江并流地区属于云南等。

（一）自然地理概况

青藏高原区位于我国西部和西南部，是中国最大、世界海拔最高的高原，被称为“世界屋脊”“第三极”。它南起喜马拉雅山脉南缘，北至昆仑山、阿尔金山和祁连山北缘，西部为帕米尔高原和喀喇昆仑山脉，东及东北部与秦岭山脉西段和黄土高原相接，位于北纬26°00′~39°47′，东经73°19′~104°47′，平均海拔高达4000米以上。

青藏高原区属于高寒干旱气候，空气稀薄、温度低，是我国太阳总辐射量最多的地区。青藏地区降水少且时空分布不均，西藏山南地区由于来自孟加拉湾的暖湿气流成为青藏地区降水量最丰富的地区，该区域降水量普遍超过2000毫米。藏东三江并流区和雅江大拐弯以西以北降水量尚能保持在800毫米左右，但向西北到柴达木盆地降水量则不足25毫米，降水量从东南向西北递减。青藏高原区降水量的季节分配具有高度集中的特点，雨季（5—9月）降水量大，冬季降水量少但大风日数剧增，大风吹蚀表土，对生产生活产生不利影响。

青藏高原区是亚洲最重要的河流发源地，外流河有雅鲁藏布江（布拉马普特拉河）、怒江（萨尔温江）、澜沧江（湄公河）、长江、黄河等；内流河主要有黑河、布哈河、巴音河、柴达木河、扎加藏布、波仓藏布等。同时，青藏高原区也是我国著名的湖泊区，区域内湖泊总面积占全国湖泊总面积的45.8%，包括著名的青海湖、纳木错、色林错、羊卓雍湖、察尔汗盐湖等。青藏高原区的植被类型主要有山地荒漠、高寒荒漠、高寒草原和高寒灌丛草原；土壤类型主要形成了大陆性荒漠土、草原土、草甸土和海洋性森林土两大系统；自然地带包括高寒荒漠、高寒灌丛草甸草原、山地荒漠和山地森林四种类型。

（二）人文地理概况

青藏高原区海拔极高、气候寒冷，大部分地区以畜牧业为主体。草原面积广、牧草营养价值高是青藏地区发展畜牧业得天独厚的条件。然而，高海拔导致的热量条件差、农作物生长期短、土壤质粗层薄等特点则极大地限制了农业的发展，只有少数地区可发展农林业。土地资源地域分布明显，数量构成极不平衡。在整个青藏高原区，宜牧土地占总土地面积的53.9%，宜林土地占10.7%，宜农土地占0.9%，暂不宜利用的土地占34.5%。宜农土地资源主要集中于高原南部雅鲁藏布江中游干支流谷地，东南部怒江、澜沧江、金沙江等干支流谷地，东北部黄河及湟水谷地以及北部柴达木盆地周围。受自然条件限制，青藏高原的经济作物以青稞为主。青稞在藏区栽培历史悠久，种植面积大，最多可达到80%以上。青稞属大麦类，分为白、黑两种颜色，生长期约为四个月，其特性为耐寒、耐旱，所以适宜生长在寒冷、干旱、无霜期短的青藏高原地区。青藏高原区太阳能、地热能、水能等能源资源丰富。同时，青藏地区具有丰富的矿产资源，现已探明的氯化钾、氯化钠、氯化镁、钾、碘、溴和石棉储量均为全国第一，油气资源也非常丰富。

青藏高原是以藏族为主的少数民族聚居区，形成了以藏族文化为主的高原文化体系。锅庄舞是高原世代流传的大众舞蹈，也是高原群众娱乐和健身的主要方式。藏族信仰藏传佛教，作为信仰活动的磕长头、转经轮等事实上也有一定的健身功能。青藏高原上的聚落大多分布在河谷两岸的河漫滩平原上，这里海拔较低、热量充足、土壤肥沃、水源充足、适宜生存，因而聚落明显呈条带状分布。

青藏高原主要区域西藏自治区2018年末全区常住人口为343.82万人，全年实现全区生产总值（GDP）1477.63亿元，农作物种植面积达268.53千公顷，工业增加值为114.51亿元，居民人均可支配收入为17286元，全年接待国内外旅游者3368.73万人次。青海省2018年末全区常住人口为343.82万人，全年实现全区GDP 2865.23亿元，农作物种植面积达557.25千公顷，工业增加值为818.67亿元，居民人均可支配收入为20757元，全年接待国内外游客4204.38万人次。

二、高原环境对人体运动的影响

人类生存的空间及其中可以直接或间接影响人类生活和发展的各种自然因素称为环境。人们的生活环境包括自然环境和社会环境。自然环境也称地理环境，是指环绕于人类周围的自然界，包括大气、水、土壤、生物和各种矿物资源等。社会环境是指人类在自然环境的基础上，为不断提高物质和精神生活水平，通过长期有计划、有目的的发展，逐步创造和建立起来的人工环境，如城市、农村、工矿区等[18]。社会环境的发展和演替，受自然规律、经济规律以及社会规律的支配和制约，其质量是人类物质文明建设和精神文明建设的标志之一。

（一）高原自然环境对人体（运动）的影响

自然环境是人类赖以生存和发展的物质基础，也是人类体育活动的物质前提。自然环境和人体的联系通过物质循环实现，人体通过新陈代谢与周围环境进行物质和能量交换，从环境中摄取空气、水、食物等必需物质，在体内经过分解、消化和吸收组成细胞的各种成分，并产生能量维持机体的正常生长和发育。在代谢过程中，人体产生的代谢废物通过各种途径排入环境中，在环境中进一步分化，作为其他生物的营养物质而被摄取。自然界不同的区域，具有不同的气象、气候、地质、地貌、水文、生物等自然要素，人类在不同的自然环境中，生长发育程度和速度也存在差异。人体活动的形式往往被刻上深刻的地理烙印，如澳洲的水上运动、非洲的长跑运动、西欧的冰雪运动、中国北方的骑射和南方的赛龙舟，这些项目都反映了自然地理环境给人类体育活动带来的影响。高原自然环境因经纬度水平地带性和海拔垂直地带性的影响，具有显著的自然环境特点，其各处高山起伏有致、落差极大。海拔 4000 米以上的地区占青海全省面积的 60.93%，占西藏全区面积的 86.1%。总体来说，青藏高原地势西高东低，高原自然环境对人体的影响主要表现为气候对人体的影响。

气候是地球上某一地区多年时段大气的一般状态，是该时段各种天气过程的综合表现。气象要素（气温、降水、风力等）的各种统计量（均值、极值、概率等）是表述气候的基本依据。高原气候特征主要表现为寒冷、温度低、风沙大、日照时间长、昼夜温差大、太阳辐射和紫外线辐射强以及宇宙射线辐射量高，但对生活在高原地区居民影响最大的则是随着海拔上升大气压降低所导致的低氧。

低氧是由于海拔升高、大气压下降导致氧分压降低时，人体出现的“缺氧”反应[19]。这一反应可以根据氧离曲线来解释。氧离曲线是表示氧分压（PO_2）与血红蛋白（Hb）氧结合量或 Hb 氧饱和度关系的曲线[20]，由于氧气在血液中的运输主要采取与 Hb 结合的形式，与氧气结合的 Hb 称为氧合血红蛋白（HbO_2），占血液中总 Hb 的比例即为 Hb 氧饱和度。由于物理溶解的血氧含量微乎其微，因此通常以 Hb 氧饱和度代表血氧饱和度（SaO_2）。SaO_2 与氧分压 PO_2 直接相关，即 PO_2 升高则 SaO_2 升高，PO_2 下降则 SaO_2 下降，但非线性关系（图 1－1），因此，高海拔地区氧分压小，该区域人口的血氧饱和度也随之下降。

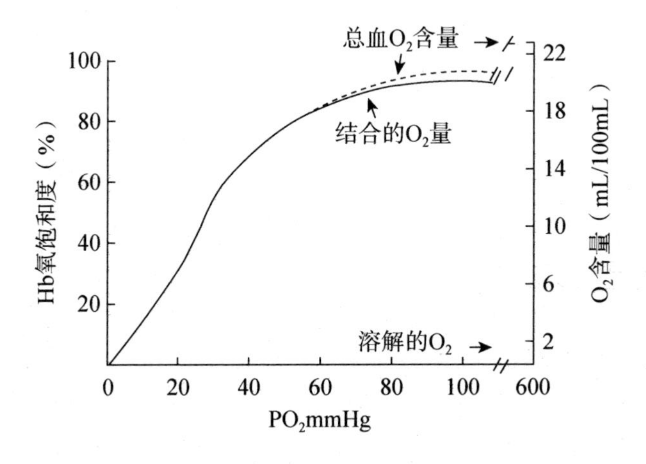

图1－1　氧离曲线

（引自：邓树勋，王健，乔德才，等. 运动生理学［M］. 第三版. 北京：高等教育出版社，2015.）

由于不同海拔高度下的大气压和氧分压存在明显差异，因此海拔越高，氧分压越低，Hb 氧饱和度也随之下降，从而导致海拔越高缺氧反应越强烈的后果。一般来说，海拔 >2000 米，人体开始出现缺氧反应；海拔 >3000 米，人体缺氧反应明显；海拔 >4500 米，人体出现明显的低氧血症，引起显著的生理反应（表 1－2）。

表1－2　不同海拔的大气压和氧分压对照表

海拔高度 (m)	大气压 (kPa)	大气压 (mmHg)	氧分压 (kPa)	氧分压 (mmHg)	动脉血氧饱和度 (%)
0	101.339	760.10	21.228	159.22	95
1000	89.874	674.11	18.826	141.21	94
2000	79.491	596.23	16.651	124.89	92
3000	70.106	525.84	14.686	110.15	90
4000	61.640	462.34	12.912	96.85	85
5000	54.022	405.20	11.316	84.88	75

青藏高原平均海拔为 4500 米，世居高原的人们由于高原低氧引起人体缺氧而导致的生理功能障碍或病理生理变化主要表现为：一是劳动能力受限。在青藏高原上，由于最大摄氧能力下降和无氧代谢阈值降低，体力活动和劳动能力降低。二是高原病普遍。各种急慢性高原病诸如高原肺气肿、高原脑水肿、高原心脏病等发病率高。其中，慢性高山病（chronic mountain sickness，CMS）是对在 3000 米以上地区久居人群最大的威胁，它主要指失去了高海拔适应而产生慢性

肺源性心脏病并伴有神经系统症状的疾病。有研究表明，慢性高山病常见于移居汉族人群而少见于世居藏族群体，这说明藏族世系对高原环境已有良好的适应性[21]，而移居汉族为CMS相对易感人群，据估测有4%～5%的高原居民患有慢性高山病。三是高原衰退。由于低氧损伤导致人体身心能力全面衰退，表现为食欲、体力、体重、性功能下降，记忆力减退、睡眠障碍等，生命质量明显降低。四是认知能力减退。长期生活在高海拔地区会对人体心理及认知造成损伤，急性暴露于高海拔环境下，认知能力的退化更明显[22]。

除低氧之外，高原气候还具有以下主要特点。

一是低温。寒冷暴露可引起皮肤血管收缩，血液循环减慢，组织营养障碍而形成冻伤。寒冷致使机体心率加快，血压升高，心脏负担加重，使人体对高原缺氧的适应过程更难。高原低氧条件下血液黏滞度升高，微血管通透性增强等也易使皮肤局部血液循环产生障碍，形成易于冻伤的条件，至于已发生冻伤的则程度加重。极冷的空气还有可能使呼吸道上皮受损。另外，寒冷导致的感冒更是高原肺水肿多发的重要诱因。

二是干燥。高原地区的相对湿度明显低于平原地区，所以正常情况下，通过人的呼吸和皮肤水分蒸发，人体会失去更多水分。轻度的脱水对人体的影响较小，一般仅造成黏膜干燥、皲裂，如嘴唇干裂、鼻衄（鼻出血），稍严重的还有皮肤的皲裂，冬季尤甚。

三是强辐射。太阳光由紫外线、红外线和可见光部分组成。在太阳总辐射能量中，紫外线辐射所占的比例虽不大（约7%），但影响不小。短波紫外线（波长200～280纳米）对人体的伤害很大，但会被臭氧层吸收，不能到达地球表面。中波紫外线（波长280～320纳米）由于其阶能较高，对皮肤可产生强烈的光损伤，皮肤可出现红肿、水疱等症状。长久照射皮肤会出现红斑、炎症、皮肤老化，严重者可引起皮肤癌。长期生活在西北高原的人绝大部分皮肤黝黑、脸颊深红，正是这些病变的普遍表现。长波紫外线（波长320～400纳米）穿透力强，可到达真皮深处，使皮肤变黑。由此可见，防止紫外线伤害，主要是防止中波紫外线和长波紫外线。高原地区人烟稀少，没有工业污染，空气比较清洁，日光中的紫外线被吸收较少。加之高原积雪期长，雪面反射率高，都提升了紫外线对人体的辐射强度。过多的紫外线可引起皮肤晒伤、晒黑、光敏反应、光老化甚至皮肤癌等不良后果。紫外线对眼睛的伤害尤甚，损伤眼角膜可引起日光性角膜炎如雪盲，损伤晶状体可致白内障，损伤视网膜可致日光性视网膜炎[23]。

（二）高原社会环境对人体（运动）的影响

任何环境不仅对人有自然因素的影响，也会有生产方式、生活方式构成的社会环境影响。1949年以来，青藏高原第一、二、三产业全面发展，为发展特色经济奠定了良好的基础。青藏高原特色经济体现在农牧业、工业、第三产业的各个产业部门和经济过程中。特色农牧业有高原牧业、种植业，如在雅鲁藏布江中游干、支流河谷地带，包括拉萨、山南、日喀则三个地市的22个县和5个国营农场，是西藏地区最重要的河谷农业区和商品粮基地。特色工业有清洁能源如地热、风能、水电等产业，还有优势矿业、民族特需品工业、绿色食品加工业等。2019年青海省全部工业增加值为817.49亿元，新能源产业增加值比上年增长8.9%，新材料产业增加值增长30.8%，有色金属产业增加值增长4.1%，盐湖化工产业增加值增长3.9%，生物产业增加值增长9.3%，煤化工产业增加值增长11.4%，装备制造业增加值增长26.5%，高技术制造业增加值增长32.2%[24]。第三产业则以旅游业、文化产业为主。青藏高原旅游业发展迅速，布达拉宫、大昭寺、塔尔寺、青海湖、纳木错等著名旅游景点吸引了国内外大量游客，为第三产业发展注入了新活力。然而，由于地域限制，青藏高原总体经济发展水平相对落后。但在不断发展过程中，青藏高原各区域社会事业蓬勃发展、社会保障能力持续提高、教育事业不断推进、就业形势稳定向好、交通运输愈加完善、文化艺术特色鲜明，这些都影响着青藏高原地区居民生活的方方面面。

第三节　高原适应与习服

一、人体进入高原后的调节性变化

平原人初进高原后，在低压、缺氧条件下，人体要进行一系列适应性调节，以达到适应高原生活的目的。机体在调节适应过程中，临床上会出现一些症状（也称应激反应），这些反应因每个人的年龄、性别、健康状况、精神状态等因素的不同，反应程度也有显著的差异[25]。

从平原地区进入高原后，人体出现的调节性变化主要表现在以下几方面：

（一）呼吸系统的变化

在平原地区，健康成人每分钟平均呼吸 18 次。在轻度缺氧情况下，呼吸加深加快，随着缺氧程度加重，呼吸频率逐渐加快，此时会出现胸闷气短的情况。经过一段时间的适应后，逐渐恢复到原来水平，肺通气量的加大是人体缺氧情况下的代偿适应性机能[21]。

（二）循环系统的变化

1. 脉搏（心率）频率

平原地区健康成人平均每分钟脉搏为 72 次，是呼吸次数的 4 倍；进入高原后，心脏收缩次数增加，为了保证组织器官的血氧供应，初到高原时脉搏可增至 80～90 次/分钟，部分人群≥100 次/分钟。居住一段时间后，又可恢复至正常水平。

2. 血压

平原人正常安静状态下收缩压为 90～139 毫米汞柱，舒张压为 60～89 毫米汞柱[21]。初进高原后，由于血管感受器作用和体液等影响，使皮肤、腹腔脏器等血管收缩，血压上升，从而保证心脏冠状动脉、脑血管内的血液供应，适应后亦可恢复正常。由于高原缺氧条件下体循环、肺循环和微循环的变化较大，血压表现也不稳定，因此不能以内地血压值作为高原标准，更不能测两次血压就确定为高血压或低血压。

3. 血象变化

平原地区红细胞正常数值一般男性为 380～600 万/立方毫米、女性为 380～550 万/立方毫米，血红蛋白男性为 12. 0～16. 5 克/分升、女性为 11. 0～15. 0 克/分升[26]。低于此数即为贫血，高于此数代表红细胞增多，且随海拔升高，其数值亦相应增加。根据西藏医科所调查结果得知，海拔每升高 100 米时，红细胞约递增 13 万/立方毫米，血红蛋白约递增 0. 36 克/分升[25]。二者在高原上一定数量的增加仍属生理现象，对人体是有益的。如增加超过一定限度，引起血液动力学改变，发展成为病理性变化，则会出现一系列临床症状，如多血症面容、心慌气短、手指紫绀等，这时需采取一定的治疗措施。

（三）消化系统变化

进入高原后，消化腺的分泌和胃肠道蠕动受到抑制，除胰腺分泌稍增加外，其余消化食物的唾液、肠液、胆汁等分泌物较平原时减少，胃肠功能明显减弱，因此可出现食欲不振、腹胀、腹泻或便秘、上腹疼痛等一系统消化系统紊乱症状。在高原生活一段时间后，可逐步恢复，少数人有此类症状持续较久或反复出现等情况[27]。

（四）神经系统变化

中枢神经系统特别是大脑对缺氧极为敏感。在轻度缺氧时，整个神经系统兴奋性增强，如情绪紧张、易激动等，继而出现头痛、头晕、失眠、健忘等[28]。当进入较高海拔区域，大脑由兴奋转入抑制过程，定向能力变差，表现为嗜睡、神志淡漠、反应迟钝。少数重者意志丧失甚至昏迷，转入低海拔后可恢复正常。神经症状的表现常与本人心理状态和情绪有密切关系。如对高原有恐惧心理，缺乏思想准备和战胜高原决心的人，反应就多些。相反，在进藏途中一路歌声一路笑，精神愉快者出现反应就较少，适应一段时间以后均能有所恢复。

二、高原习服

在高原缺氧环境中居住一段时间后，对缺氧能产生一定的适应，缺氧初期的症状可明显减轻，这种情况叫作高原习服[29]。

初登高原者，由于低氧而通过外周化学感受器（主要为颈动脉体），间接刺激呼吸中枢引起早期通气增加，机体可吸入更多的氧气以进行代偿，此过程即人体对高原低氧的适应过程。整个高原习服过程需 1 ~3 个月可逐渐过渡到稳定适应。在此过程中，个体的适应差异极大。一般在海拔 3000 米以内能较快适应，4200 ~5330 米仅部分人且需较长时间才能适应。5330 米左右为人的适应临界高度，易发生缺氧反应。海拔越高，大气中氧分压越低，机体缺氧程度也相应加重。同时，登高速度与劳动强度会影响到高原反应的严重程度。此外，精神过度紧张、疲劳、感染、营养不良以及低温等也是引起高原反应的因素。

人们在到达高原的前几个星期的习服只是机体对环境改变的一种应激反应。通过此种应激反应，我们的机体能够从初上高原时的不适逐步调节到适应，而要真正达到机体完全适应高原环境，习服期一般需要2年左右。习服期长短也包含个体差异。一般来讲，年龄在18～40岁的人群最能适应高原环境，对高原的低压、缺氧、高寒环境最具耐受力。其中，25～32岁的人群抗低氧能力最强[21]。另外，个体的体重、身高、体质、爱好、驻地、心脏指数（小于1万单位）、神经类型（抑制型好）等差异对习服期长短均有影响。

高原习服应具备的条件有：第一，精神因素。习服者应具备健全的心理，上高原前期加强相关的宣传、教育暗示十分必要。第二，营养因素。高原地区机体耗氧量加大，体力负荷重，所以要格外注意加强营养。第三，生活习惯。平时应养成良好的生活习惯，保证机体的健康及良好的适应性。第四，其他环境因素。如植被茂密的地区有利于习服；反之，在缺氧环境下机体产生自由基增多，会加速衰老，则不利于习服。此外，综合性锻炼（深呼吸、体育运动、气功）、阶梯性习服训练（速度宜慢不宜快）、预防性药物习服（维生素、耐缺氧性药物）等均是应对高原反应的有效手段。

三、高原适应

当人体暴露于高原环境数天、数周乃至数月后，机体会逐渐适应氧分压较低的空气环境。但无论对高原环境的适应情况如何良好，也不能完全弥补机体的缺氧状态。即使在高原生活多年的耐力项目运动员也无法达到平原时的运动能力或最大摄氧量（VO_{2max}）。一般来说，即使是中等海拔的高原，完全适应也需要大约三周时间。高原海拔每增高600米，平均要多一周的适应时间。而适应带来的所有这些有利效应，将会在回到平原的一个月内消失。

（一）肺适应

休息与运动时的肺通气量增长是高原最重要的适应内容之一。在海拔4000米高度的三四天内，安静时通气率的增幅保持在高于平原安静通气率的40%左右。亚极限强度运动时，通气率也保持在高于平原时的50%左右，但会持续一个较长的时期。运动中通气量的增长在高原上始终保持着较高水平，在较高强度运动时表现得尤为明显。

（二）血液适应

低氧环境刺激肾脏释放促红细胞生成素（EPO），骨髓红细胞（红血球）的生成数量增多，红细胞生成量增多意味着血红蛋白增加。虽然初期血浆容量减少，使血红蛋白浓缩，但最终会回到正常水平。正常的血浆容量加上新增的红细胞使总血容量增加，所有这些变化均使血液的氧运输能力提高。

初进高原的前两周，循环血液中红细胞数量增加，高原缺氧环境会刺激肾脏释放 EPO。在运动员到达高原后的前 3 个小时内，血液中 EPO 的浓度增加，在随后的 2 ~ 3 天会继续升高。虽然血液中 EPO 浓度会在一个月内回到基线水平，但细胞增多症（红细胞增加）会持续 3 个月或更长时间。当个体在 4000 米的高原生活 6 个月后，个体的总血容量（主要由红细胞容量与血浆容量组成）增加了 10%。这不仅是因为高原刺激使红细胞生成增多，还是血浆容积膨胀的结果。

血细胞比容（红细胞压积）是指总血容量中红细胞组成的百分比。秘鲁安第斯山脉中部（4540 米）的居民，其平均血细胞比容为 60%~65%，这明显高于平原水平，后者仅为安第斯人的 45%~48%。然而，当世居平原人暴露于秘鲁高原 6 周后，其血细胞比容明显增长，平均可高达 59%。随着红细胞容量的增加，血液中血红蛋白含量也会增加。研究显示，男性血液中血红蛋白的浓度呈现出随居住地海拔升高而上升的趋势。然而对于女性来说，可利用的有限数据也呈相似的趋势。但处于相同海拔的高原时，女性与男性相比，血红蛋白浓度较低。这些适应性改变提升了特定容量血液的氧运输能力。急性高原暴露总血容量的减少导致血浆容量的减小，引起亚极限强度与极限强度下的心输出量降低。但进入高原几周后，血浆容量随适应过程扩大，红细胞数量继续增加，最大心输出量也有所增加。总氧运输能力随适应过程而提升，但并不能回到平原 VO_{2max} 水平。目前，适应是否通过改变氧离曲线的形状与位置来改变血液中氧的运输能力仍有争议。增加 2，3 – 二磷酸甘油酸（2，3 – DPG）在红细胞内的浓度会使曲线右移，更易于组织内氧的释放（因为动脉 PO_2 低时，更多的氧将从血红蛋白中释放）。但这与呼吸性碱中毒获取的负荷利益相对立，即曲线左移，故两种机制共同作用的净效应是可变的。

（三）肌肉适应

初进高原后的几周内，体重会逐渐降低，随之肌肉总重量也下降，下降的部分原因是机体的脱水与食欲不振。肌肉内也存在蛋白质的分解，其他的肌肉适应内容还包括肌纤维横断面缩小，肌肉内毛细管密度增加，以及代谢酶活性降低等。

虽然仅有较少的尝试性研究探讨高原环境中肌肉的变化，然而现有的肌肉活检数据足以表明，肌肉的结构与代谢均会随着海拔高度的上升而发生显著的变化。肌纤维横断面面积缩小，因此肌肉的总面积降低，肌肉毛细管密度升高，有利于更多的血液与氧气运输至肌纤维。高原环境下，肌肉无法满足运动的需求，可能与它们的质量及产生 ATP 能力下降有关。

初入高原的前几天至几周内，肌肉横断面面积降低的原因还未完全清楚。但持续高原暴露常会导致食欲下降，体重明显降低。虽然丢失部分代表体重与细胞外水分的整体下降，但所有男性的肌肉质量均有明显下降。在这种情况下，假定肌肉质量的减少与食欲的降低及肌肉蛋白的消耗存在一定关系，是合乎逻辑的。期待未来关于登山运动员营养与身体成分的研究，能为高海拔高原对肌肉结构与功能的负面影响提供更为科学全面的解释。

在 2500 米以上的高原停留几周后，肌肉的代谢能力会降低，但低海拔高原上的停留则不会出现此现象。在初进入高原 4 周后，腿部肌肉（股外侧肌与腓肠肌）的线粒体功能与糖酵解酶活性明显降低。这表明除了氧供不足外，肌肉还丧失了部分氧化磷酸化与产生 ATP 的能力[30]。遗憾的是，目前尚无世居高原居民的肌肉活检数据来证实上述个体的适应性变化是否与相应海拔高原世居居民肌肉组织的适应性变化相似。

第四节 高原人口老龄化引发的问题

人口老龄化引发的一系列问题不仅严重影响老年人自身及其子女的生活质量，而且进一步加重了社会负担。深入研究老龄化背景下中国老年人的社会问题，将有助于我们了解中国老年人社会问题的现状，把握老年人社会问题的原因、类型、特点，进而找到解决中国老年人社会问题的办法和途径。因此，无论是以提高老年人健康水平，或是减轻社会负担为出发点，关注人口老龄化引发的各类社会问题都尤为重要。

一、养老费用问题

（一）城市养老费用问题

对于城市居民来讲，人口老龄化首先带来的是养老金空账问题，即个人账户养老金被挪用于支付现期退休金，造成循环空账。其次是不同部门、地区和单位之间养老保障水平差距较大，负担不尽合理。最后是退休金不变或增长缓慢，离退休人员收入水平下降，不同程度地造成了老年贫困化问题[31]。

从群体来看，尤其突出的是城市下岗失业人员和低收入困难户的养老费用问题。目前，全国工龄在30年以上的下岗职工约有3000万人。下岗职工因为企业倒闭、破产或改制，企业应缴的养老金部分往往转嫁给个人，这使失去固定经济来源的下岗职工还要负担个人和企业双方应缴的养老保险金。要缴，拿不出钱；不缴，退休后就没有退休金。

（二）农村养老费用问题

相对于城市而言，农村老年人的养老费用问题形势更为严峻。在中国，大多数农村老年人的晚年生活主要依靠子女照顾。最近的一项调查表明，有70%的农村人有着“养儿防老”的观念，但有的子女因无力赡养老人、互相推诿、财产分配不均、家庭关系不和等原因，导致老年人无人赡养的情况屡见不鲜。

在苏豫冀等地区开展的调研显示，一些农村以“土地养老”的方式也难以为继。在广大农村地区，因病致贫是一个突出问题，疾病是压垮农村老年人生活的最后一根稻草，疾病会使一些老年人陷入绝对贫困。因病致贫和因病返贫的农户占农村贫困户的比例为67%。

为解决农村养老问题，国务院于2009年6月开始在全国10%的县市设立“新型农村社会养老保险”试点。试点县市的农村老年人满60岁，每月最低可领55元，这一措施2020年开始覆盖全国。很多年龄较大的村民反映，国家新农保政策好，但就怕这一辈子享受不到了，期望从农村实际出发，适当扩大这一试点的范围，加快推广步伐，避免出现养老无着落这类事件的发生。

二、空巢老人问题

空巢老人是对没有子女在身边共同生活的老年人的形象比喻。所谓空巢，是指子女长大成人从父母家庭中相继分离出去后，只剩下老年一代独自生活的家庭。通常将只有夫妇两人的家庭户及老年人独居的一人家庭户，纳入空巢家庭户的数量统计范围。空巢意味着家庭代际关系发生了重要变化，即父母与子女在居住上开始分离。

空巢家庭分为以下几种类型：一是纯空巢家庭，指单身独居的空巢家庭和配偶共居的空巢家庭。二是准空巢家庭，指子女不在身边，但其他亲属在身边的空巢家庭。三是短期空巢家庭，这是根据两代人相处的时间进行的分类，如子女在外打工或工作，老年父母留守在家。若老年人健康出现问题，子女及时回家照看，家庭实际上处在一种短期的空巢状态。四是年轻的空巢家庭，即空巢出现时父母并未进入老年阶段。独生子女家庭中，孩子离家求学、工作或结婚等原因常常造成家庭空巢期提前到来。

目前，我国空巢家庭数量呈现上涨趋势。1982 年第三次人口普查时，空巢家庭比例为 12.64%，其中独身老年家庭比例为 7.94%，老年夫妇家庭比例为 4.7%。2000 年第五次人口普查，全国 3.4 亿个家庭中，至少有 2340 多万名 65 岁以上的空巢老人需社会照料。其中，有 65 岁以上老年人的家庭户占全国家庭户总数的 20.09%，占空巢家庭户总数的 22.83%。在老人户中，单身老人户占 11.4%，只有一对老夫妇户占比达 11.38%。截至 2009 年，我国城市空巢家庭已多达 49.7%[32]（占全国总家庭数的比例），农村空巢和类空巢家庭也高达 48.9%。

据 2003 年上海统计局抽样调查，上海空巢老年人家庭已占老年人家庭总数的 42.7%。据 2006 年大连统计调查，空巢老年家庭 19.3 万户，占老人家庭户的 41.5%，空巢老人 31 万，占老年人口的 47%。山西三个山区乡镇空巢老人占常住老人总数的 37.2%，武汉空巢老人占同年龄人群的 30%。由于统计口径不同，各地统计数据存在较大差异。

空巢老人存在的普遍问题有：一是经济供养问题。首先是经济收入低，大连有关部门经过调查发现，月均收入在 200 元以下的空巢老人占全国总家庭数量的 6%，生活极度困难。北京市 2003 年调查的 6000 名享受城市“低保”的老人中，就有 4500 名是空巢老人。其次是医疗需求大，庞大的医疗费开支不堪重负。最后是养老负担重，难以承受生活中被照料和护理的经济负担。二是生活照料和医护问题。若空巢老人身体不适或行动不便，需要照料，而子女亲友不能及时给予老人照料，就会给邻居和社会带来各种问题。如生活中经常出现的电灯保险丝断了、自来水龙头坏了等生活小事，对于空巢老人，特别是患健忘症和老年痴呆症的老人就会引发大麻烦。有的因忘记关水龙头而水漫全楼，有的因忘记关燃气阀门引起燃气中毒或爆炸。高龄老人、失能老人等需要医疗照顾的群体，医疗保障稍不到位就会加重病情，甚至死亡。三是精神孤独寂寞问题。长期处于空巢生活状态易引发以心理寂寞、情绪低落、精神空虚等为表征的空巢综合征。空巢综合征又极易引发抑郁症、焦虑症等心理疾病。每逢佳节阖家团聚的日子，空巢老人大多都会因不能与儿女团圆而黯然神伤。调查显示，农村 35.1% 的老年人经常感到孤独。

三、老年健康问题

所谓老年健康，是指生理、心理和社会适应性等方面处于完全良好状态。随着年龄增长，人体各器官、组织及细胞的结构与功能出现退化，导致整体结构的衰老和生理功能的下降。老年人的储备力、适应力、活动能力降低，健康开始出现问题。据调查数据显示，2000 年我国老年人中有 24.5% 的人认为自己的健康状况不佳（自评很差的占 5%，较差的占 19.5%）[10]。其中，男性占 21.1%，女性占 28.3%；城市老年人占 21.7%，农村老年人占 27.3%。相比较而言，老年女性和农村老年人健康自评状况较差。

从老年健康存在的诸多问题来看，一是老年医疗保健服务方面问题较为突出。首先，老年人的退休金和医疗费增长缓慢，医疗保险制度存在覆盖率不够高、公平性不够、城乡差距明显等缺陷。其次，社区卫生服务还处于起步发展阶段，老年专业化护理机构偏少。最后，针对我国老年人的健康教育还有待发展和完善。二是生活照料体系不够完善。目前我国主要靠传统方式，即由家庭为老年人提供照料和长期护理。专门性护理业务刚刚起步，随着老龄化特别是高龄化的迅猛发展，社会护理压力越来越大。

与老年健康密切相关的还有一个特殊的心理疾病问题，即离退休综合征。所谓离退休综合征，是指老年人由于离退休后不能适应新的社会角色、生活环境和生活方式的变化而出现的抑郁、焦虑、悲观、恐惧等消极情绪，或由此而产生偏离常态行为的一种适应性心理障碍[33]。这种心理障碍往往会引发其他生理疾病，影响老年人健康。患有老年离退休综合征的患者，主要表现为：坐卧不安、做事优柔寡断、不知干什么好，甚至出现强迫性定向行为。由于注意力不集中，时常做错事，且急躁易怒，对任何事情都不满意，总是怀旧，易猜疑和产生偏见，情绪抑郁、失眠、多梦、心悸、阵发性全身燥热等。一般而言，事业心强、好胜而善争辩、严谨而偏激、固执的人发病率比较高，毫无心理准备而突然退休的人发病率更高且症状更为严重。离退休综合征严重时很容易发展为老年抑郁症、孤独症。对 4000 名大连老年人调查时发现，70% 左右的老年人内心抑郁，患有不同程度的抑郁症。长沙部分独居老人不同程度地患有节后孤独症，期望与儿女团聚。很多老年人更是盲目买药，借此排遣“寂寞”。一些老干部从领导岗位上退下来，很容易产生孤独、忧虑等不良情绪，极易引发心理疾病。

参考文献

[1] 陈聪，胡元佳，王一涛．人口老龄化对我国卫生费用的影响［J］．中国卫生统计，2012，29（3）：430－432.
[2] 陈明华，郝国彩．中国人口老龄化地区差异分解及影响因素研究［J］．中国人口：资源与环境，2014（4）：138－143.
[3] 国家统计局网站．中国统计年鉴［EB/OL］．［2019－06－15］．http：//www.stats.gov.cn/tjsj/ndsj/.
[4] 曾毅，胡鞍钢．整合卫生计生服务与老龄工作，促进亿万家庭福祉［J］．人口与经济，2017（4）：36－42.
[5] 新华社．中共中央 国务院印发《"健康中国2030"规划纲要》［EB/OL］．（2016－10－25）［2020－03－15］．http：//www.gov.cn/zhengce/2016－10/25/content_ 5124174.htm.
[6] 翟波宇，胡好，纪广明，等．高原地区青少年骨龄特征及耐力性项目初级选材区间的研究［J］．山东体育学院学报，2014，30（5）：76－81.
[7] 邵继萍．亚高原环境对中长跑运动训练的影响及应对［J］．赤峰学院学报：自然科学版，2015，31（6）：108－110.
[8] 崔大林．高原训练的实践探索与理论思考［J］．体育文化导刊，2008（1）：3－6.
[9] 董克用，王振振，张栋．中国人口老龄化与养老体系建设［J］．经济社会体制比较，2020（1）：53－64.
[10] 陈卫．国际视野下的中国人口老龄化［J］．北京大学学报：哲学社会科学版，2016，53（6）：82－92.
[11] 李志宏．新时代中国老龄政策的创新方略［J］．老龄科学研究，2018，6（3）：3－13.
[12] 梁海艳．中国老龄化的判定标准［J］．中国老年学杂志，2018（9）：2255－2258.
[13] 王俊．老龄化的标准研究［J］．人口与发展，2014（3）：73－82.
[14] 张璐．人口老龄化背景下提高我国退休年龄的可行性分析及制度设计［J］．泰安教育学院学报岱宗学刊，2011，15（1）：26－28.
[15] 刘晓红，胡善菊．从提高老年人幸福感角度看城市社区居家养老服务体系的构建［J］．中国老年学杂志，2015，35（21）：6299－6301.
[16] 王金元．规范化与个别化：机构养老的艰难抉择［J］．社会科学家，2010（12）：101－104.
[17] 杨宜勇，张本波，李璐，等．及时、科学、综合应对我国人口老龄化研究［J］．宏观经济研究，2016（9）：3－19，99.
[18] 张全景，欧名豪，庞英，等．论土地环境［J］．中国土地科学，2004（5）：48－54.

[19] 朱明挺，贾晶蓉，刘智明，等．高海拔地区后腹腔镜手术 CO_2 气腹对血气及血流动力学的影响［J］．高原医学杂志，2016，26（3）：12－15.

[20] 王瑞元，苏全生．运动生理学［M］．北京：人民体育出版社，2012：133－134.

[21] 李永．高原特长隧道机电设备选型及配置［J］．建筑机械，2014（9）：42－45，4.

[22] 陈宁荣，吴佑安，牛文忠，等．低氧对不同海拔高度移居者行为功能影响的研究［J］．高原医学杂志，1994（3）：1－4.

[23] 丁玲辉．高原气候环境对人体健康的影响与养生健身［J］．西藏民族学院学报：哲学社会科学版，2000（2）：20－24.

[24] 青海省科学技术厅课题组．青海省高新技术企业及科技型企业发展综述［J］．青海科技，2019，26（3）：4－7.

[25] 王国忠，邱传亚．高原人群的健康管理［M］．北京：中国中医药出版社，2017：3.

[26] 李溪竞．高原复杂机场/环境终端区 RNP 运行中飞行技术误差（FTE）的分析与控制［D］．成都：电子科技大学，2010.

[27] 孙晓．《雪域西藏——西藏旅游行程》英译实践报告［D］．青岛：山东科技大学，2018.

[28] 丁怡丹，李文斌，王荣，等．高原低氧对血脑屏障结构及其药物通透性影响的研究进展［J］．浙江大学学报：医学版，2019，48（6）：668－673.

[29] 谢印芝，尹昭云，洪欣，等．试述高原医学基本名词术语的概念与定义［J］．高原医学杂志，1998（1）：1－4.

[30] 王雪冰，路瑛丽，冯连世，等．不同低氧训练对大鼠腓肠肌糖酵解酶活性的影响［J］．中国运动医学杂志，2014，33（12）：1174－1178，1190.

[31] 钱凯．我国人口老龄化问题研究的观点综述［J］．经济研究参考，2010（70）：43－49.

[32] 段敬佩，沈洪涛．人口老龄化引发的社会问题及对策［J］．北方经贸，2015（9）：22－23.

[33] 常瑜，郝正玮，郭霞，等．正念行为训练对离退休综合征中老年人应对方式及生命质量的影响［J］．中国老年学杂志，2017，37（6）：1513－1515.

第二章　衰老对高原老年人运动系统的影响

从生物学的角度，衰老是生物随着时间的推移，自发变化的必然过程。它是不可逆转的自然现象，表现为结构和机能衰退、适应性和抵抗力减退。生理学上将衰老看作从受精卵开始一直进行到老年的个体发育史；从病理学上看，衰老是应激和劳损、损伤和感染、免疫反应衰退、营养失调、代谢障碍以及疏忽和滥用药物积累的结果；从社会学上看，衰老是个人对新鲜事物失去兴趣，超脱现实，喜欢怀旧[1]。综上所述，衰老是人体随着年龄的增长而发生的退行性变化的综合表现，是机体功能活动的进行性下降。

当前我国对老年人的划分标准如下：45～59岁为老年前期，即中老年人；60～89岁为老年期，即老年人；90～99岁为长寿期；≥100岁为寿星，长寿老人。近年来，世界卫生组织提出了新的划分标准：45～59岁为中年人，60～74岁为年轻老年人，75～89岁为老年人，≥90岁为长寿老人。虽然随着年龄的增长，老年人的生理功能会发生相应的变化，但老年人衰老的生理变化与运动量水平下降密切相关，这一原因可能比年龄本身所带来的影响还要大。

体育活动贯穿于人的整个生命历程，人类需要在生命的各个阶段开展不同的体育活动。同样，体育锻炼也要适应人体的各个阶段，只是由于不同年龄阶段的生理结构与功能的差异，使体育活动呈现出不同的目的与特征。现代社会面临的人口老龄化问题在于，人口的绝对数值和比例都迅速增长，而衰老对人体机能究竟会产生怎样的影响，其研究遭遇瓶颈。第一，很难区分衰老的变化是年龄增长本身带来的还是由于缺乏运动伴随的后果，尤其是对心血管系统机能的影响；第二，由于人类现代生活的久坐特征，使人的总体运动水平呈下降趋势。因此，我们很难区分运动缺乏症和衰老的表现，从而也难以对比老年人和年轻人的状态。关于衰老过程的生理变化研究所得出的结论的可靠性仍值得推敲。

衰老的主要生理表现有：1）形态变化。包括：①细胞层面，细胞数量的逐渐减少；②组织与器官层面，由于内脏器官和组织的细胞数量减少，继而引发器官萎缩、重量减小；③整体层面，随着年龄的增长，外部形态出现变化，如头发变白、皮肤弹性降低，出现皱纹、老年斑、牙齿松动脱落、耳聋、眼花、驼背、身高下降等[1]。2）生理功能减退。包括：①心血管系统功能的衰退，如心肌纤维逐渐萎缩、心肌细胞内老年色素（脂褐质）沉积、心瓣膜肥厚硬化、弹性降低等；②呼吸器官老化，表现为肺容量降低、呼吸功能明显减退、代偿能力降低；③消化系统变化，主要是口腔、胃肠功能减弱，牙龈、牙齿发生萎缩；④肌肉骨骼运动系统变化，主要表现为增龄性肌纤维变细、弹性降低、收缩力减弱、骨骼中有机成分减少、无机盐增加，致使骨的弹性降低，因而容易骨折等；⑤神经系统变化，主要表现为脑细胞某种程度的丧失、神经传导速度减慢、动作迟缓、反应灵活性减弱等。3）主要感觉器官功能减退。如视觉、听觉、嗅觉、味觉、皮肤感觉（包括触觉、温觉、痛觉）能力减退。此外，老年人心理运动反应也相应迟缓。

从生理学来看，机体各种生理功能随着年龄下降的变化率是不同的。但事实上一些生理功能并不随年龄的变化而改变，如在静止状态下，血液 pH 值、血容量并不随年龄变化而变化。总体来看，身体的基本功能是随年龄增长而下降的，自我稳定、自我平衡的能力随着年龄增长显著下降。在本章节中，我们将主要探讨衰老对高原老年人运动系统的影响。

第一节　衰老对高原老年人心肺功能的影响

心肺功能指的是人的摄氧和转化氧气成为能量的能力[2]。整个过程牵涉心脏制血及泵血功能、肺部摄氧及交换气体能力、血液循环系统携带氧气至全身各部位的效率，以及肌肉使用这些氧气的能力。心肺功能良好，可以使身体主要机能健康运行，罹患慢性疾病，如心血管病、内分泌系统疾病、呼吸系统疾病等的风险就相对较低。

一、高原老年人心肺功能的特点

人体进入高原地区后会出现心率加快的现象，这主要是由高原上气压较低且空气比较稀薄造成的。相对于平原地区的老年人，高原老年人心率相对较快。对于长期居住在高原的老年人来说，高原的低氧环境对其右心的影响更为突出，有关变化在一定范围内可能与高原心脏解剖位置的改变有关，但更有可能是右心负荷加重或右心肥厚的原因[1]。高原环境对老年人的左心也有一定的影响，如格尔木地区左心肥厚率高于北京地区，并存在显著差异。此外，久居高原可能发生左心功能下降的情况，有报告称海拔 2800 米的高原与平原的这一数据存在显著差异。

高原条件下，由于气候、饮食、饮水等因素的影响，易引起腹胀，增大了腹压，膈肌在吸气过程中下降幅度受限，减少了胸廓的上下径，导致胸廓体积减小，致使最大肺活量与用力肺活量降低。由于海拔高度上升，高原老年人肺泡跨壁压减小，吸气运动时阻力增加，导致最大肺活量和用力肺活量也相应降低。高原老年人随着年龄的增长，肺组织弹性减退，肺容积增大，亦会引发肺功能降低导致的慢性病——高原肺气肿，这是高原老年人最常见的疾病之一。

二、衰老对高原老年人心脏功能的影响

心脏是脊椎动物身体中的肌造器官，是最重要的器官。它的主要功能是为血液流动提供压力，推动血液在血管中的流动。随着年龄的增长，老年人心脏功能也会发生一系列的生理变化，具体体现在以下几点：

（一）心脏形态改变

心脏重量随年龄增长而增加。从 30 岁开始，心脏重量每年增加 1 ~ 1.5 克[3]。老年人心脏从基底到顶点的长度变短，主动脉根部右移和扩张，左心房增大，从而使心脏的形态发生变化。

（二）心肌细胞及其间质的退行性改变

心肌细胞数量会随着年龄的增长而减少，体积增大。显微镜下观察，衰老过程几乎普遍有心肌细胞核脂褐质蓄积和嗜碱性变的现象。脂褐质是一种消耗性颗粒，随年龄增长而增多，会引起心脏棕色萎缩，导致心肌的兴奋性、自律性、传导性均降低，心脏瓣膜退行性改变和钙化，窦房结 P 细胞（窦房结自主节律细胞）减少[4]。老年人心肌间质胶原和弹性硬蛋白增加，心内膜和心肌弥漫性纤维化，加速了心肌的僵硬程度，使心脏顺应性降低，导致心脏传导障碍，影响心肌舒张和收缩的功能。

（三）心脏功能的改变

（1）左室顺应性降低。老年人心脏物理特性的改变和等容舒张期延长引起舒张早期充盈的心舒张不全，并导致左室舒张早期顺应性降低。老年人心包胶原束随增龄而变直，心包变厚并出现僵硬症状[5]，也使老年人左室舒张期顺应性降低。

（2）心室舒张晚期充盈增加。即使舒张终末期容量不随年龄增长而降低，但心室顺应性降低会引起老年人舒张终末期压力升高，这在运动时表现得尤为明显。

（四）心脏瓣膜的改变

老年人心脏主动脉瓣和二尖瓣叶的厚度随年龄增长而增加，特别是沿瓣膜关闭的周缘部分最为明显，胶原沉积、类脂物积聚及病灶性营养不良性钙化会侵袭主动脉和二尖瓣[6]。主动脉瓣的退行性钙化最终可能引发进行性主动脉瓣的狭窄。

三、衰老对高原老年人肺功能的影响

肺是通气的器官，也是气血交换的场所，在人体的低氧适应中发挥重要作用。血液中氧气的进入和二氧化碳的排出是通过肺泡和肺部毛细血管中血液之间的气体交换实现的。作为氧气进入血液的必经之路，肺的容氧量及组织结构很大程度上也影响着血液的携氧量[7]。低氧状态下，肺泡、肺血管及肺间质等均会产生不同程度的变化。

（一）最大呼吸量的变化

衰老引起高原老年人最大呼气流量（PEFR）、用力肺活量（FVC）和第 1 秒用力呼气容积（FEV1）降低。其中，PEFR 的降低主要是由肌力下降引起的，而 FEV1 和 FVC 的变化与肺脏的衰老相关，可通过增强肌力来改善。研究表明，FEV1 和 FVC 的下降随年龄增长而加速，但两者的比值（FEV1/FVC）却不易预测[2]。虽然这一比值在 70 岁左右下降，但超过这一年龄或许还会上升。进入老年期后，呼气时间明显延长是由于老年人不能完成完整的呼气动作，故而造成了FVC的下降，而FEV1下降不明显。

同时，男性在25岁时的肺活量可达5000毫升，而到了65周岁时仅为2000毫升。仅从吸入的氧气量来推测，老年人运动强度只能达到年轻人的40%，更何况还有氧通过血液、循环系统的传递和在细胞内的利用等因素改变所造成的影响。二三十岁的健康成人肺活量占肺总量的80%，七八十岁的老年人肺活量只占肺总量的68%左右，深吸气量也明显减少。

（二）肺弹性的变化

随着衰老的发生，高原老年人肺部的弹性会降低，常伴有一些肺功能下降的慢性病，如高原肺气肿。随着年龄的增长，肺功能减退造成的动脉血低氧状态长期存在，可能是造成肺外器官功能损害的直接原因[8]。缺氧直接影响组织的能量代谢，使各组织的功能降低。例如，缺氧状态下肺血管的收缩，肺动脉压增高，是造成肺心病的重要原因，可导致心力衰竭的发生。

（三）胸壁的变化

随着年龄增加，老年人的胸廓常发生变形，表现为胸椎脊柱后凸。女性多发于50岁左右，而男性多在60岁左右出现。引起这一变化的主要原因是脊柱骨质疏松，以牺牲横径为代价，增加胸廓前后径，形成桶胸，心脏也随之增大。

综上所述，高原老年人增龄性肺功能的变化主要表现在，肺泡壁变薄、泡腔扩大、弹性降低，导致肺活量降低、残气量增多、咳嗽反射及纤毛运动功能退化[9]。老年人咳嗽和反射机能减弱，使滞留在肺内的分泌物和异物增多，亦可增加肺部感染的概率。

第二节　衰老对高原老年人肌肉力量的影响

肌肉力量是指机体神经系统在工作时克服或对抗阻力的能力，是检验身体健康状况的指标之一，也是评价体适能的重要指标[10]。肌肉力量是身体运动的前提条件，身体各个环节的活动都离不开肌肉的协调支配。

影响肌肉力量的因素有生理、性别、年龄、身高、身体训练等[11]。本节旨在分析增龄性变化对高原老年人肌肉力量产生的影响，以延缓老年人肌肉力量的下降，为老年人运动处方的制定提供帮助。

一、影响肌肉力量的生理学因素

肌肉力量与年龄存在相关性。在身体尚未发育成熟时，肌肉力量与身体的生长发育呈正相关。当身体发育成熟之后，若想进一步增加肌肉力量则需要一定强度的训练。10 岁之前，肌肉力量发展速度较为缓慢。运用等速肌力测量法对儿童膝关节屈伸肌测试后发现，儿童膝关节峰值肌力下降趋势和成年人一致，在中、低速的测量中，男、女肌力不存在显著的性别差异[12]。11～14 岁时，男女最大肌肉力量开始出现差异，随年龄增长其差异越显著，男生肌肉力量的增长速度大于女生。青春期之后，肌肉力量的发展开始变得缓慢。女生达到最大肌肉力量的年龄约为 20 岁，而男生达到最大肌肉力量的年龄为 20～30 岁，若在 20 岁之前适当进行肌肉力量训练将会取得显著成效。20～39 岁的成年人全身等长肌力没有出现因年龄造成的显著差异，但与 40～69 岁的中老年人对比后发现，随着年龄增长肌力明显下降。没有疾病和其他突发状况的情况下，60 岁以后老年人肌肉力量逐渐衰退[13]，适当进行体育锻炼可以有效延缓肌肉力量的增龄性下降。

肌肉质量对于肌肉力量来说意义重大。一定条件下，肌肉力量的大小与年龄的增长呈反比关系。随着年龄的增长，肌肉内的快肌纤维逐渐萎缩，肌肉生理横断面减小，肌肉质量占体重的百分比也会逐渐下降，肌肉力量随之减小。当身体质量指数相同时，73 岁女性下肢机体的脂肪含量是 23 岁女性的 5 倍[12]。

肌肉力量对于维持身体的平衡和稳定起着至关重要的作用。老年人随年龄增长，机体的平衡能力变弱，膝关节的稳定及踝关节的固定能力变差，跌倒风险增加。建议老年人进行适当的身体锻炼以抵抗肌肉质量的下降，降低跌倒风险。研究证实，长期坚持太极拳训练，可以增强下肢肌肉力量，改善肌肉功能，使老年人的步态更稳定，进而提高身体平衡能力。

影响肌肉力量的生理学因素主要表现在：

（一）肌肉生理横断面

肌肉生理横断面是指垂直横切某块肌肉所有肌纤维获得的横断面面积，其大小取决于肌纤维的数量和直径，通常以平方厘米为单位计量。正常情况下，肌肉生理横断面越大，肌肉力量也越大，两者呈正比例关系。

（二）肌纤维类型

一般来说，肌纤维分为快肌纤维和慢肌纤维。肌肉中快肌纤维百分比越高、横断面面积或肌纤维直径越大的人，其肌肉收缩力量就越大，而慢肌纤维百分比高的人其肌肉力量相对较小。

（三）肌肉初长度

肌肉初长度是指肌肉在收缩之前的初始长度。在一定范围内，肌肉收缩前的初长度越长，则收缩时产生的张力和收缩的范围就越大。

（四）关节运动角度

当关节处于不同运动角度时，人体同一块肌肉产生的力量大小不尽相同。肌拉力线与关节角度最适宜时，肌肉收缩所产生的力量最大，反之则小。

衰老对老年人肌肉力量生理学因素的影响可概括为：老年人因年龄增长导致肌细胞水分减少，脂褐质沉积增多，肌纤维变细，肌肉质量减轻，耗氧量减少，进而出现肌肉韧带萎缩、肌力下降、易疲劳等衰老现象[11]。加之脊髓和大脑功能衰退，体力活动减少，导致老年人常表现出反应迟钝、行动笨拙的特点。

二、检测肌肉力量常用的指标与方法

（一）握力

握力是指在一定的条件下，单手用力握紧握力器后产生的最大力量。这一测试主要是通过前臂外侧肌群和手内侧肌群的共同收缩活动产生最大肌力，结果一般以公斤为单位显示[14]。握力主要测试上肢肌肉群，尤其是前臂肌肉的发达程度。握力的大小能反映出被试者上臂肌肉数量，还能间接反映出被试者的健康状况。人体肌肉量主要与营养状况和成熟——衰老程度有关，因此握力在理论上能够预测人体的营养状况和成熟——衰老程度[15,16]。

（二）仰卧起坐

发达的腹肌通常会给人类生命带来有益的影响。经常锻炼腰腹力量可以控制腰围，进而预防骨盆前倾，改善体态。目前，仰卧起坐是检测腰腹力量最常用的方法，且在青少年体质测试中常被采用。老年人由于身体机能下降，大多将它作为老年人腰腹力量测试的实验项目[17,18]。

仰卧起坐的动作要领为：仰卧位，两腿伸直并拢，两手手指交叉放置颈后，腰部肌肉收缩，抬头、抬胸至坐位，再慢慢躺下还原。老年人群用此方法锻炼时，首先要确定无腰腹部疾病，其次需要充分热身，可以在家人或朋友的协助下完成，也可以使用辅助器材降低难度，锻炼量不宜过多，一般每次 1 ~ 2 组，每组 8 ~ 12 次。

老年人增强腰腹肌群力量有利于减少腰背部的疼痛，避免腰肌劳损。保持躯干正常体形，改善腰背的灵活性。

（三）坐椅次数

肌肉力量和肌肉耐力是衡量体质健康的重要方面，对于维持老年人良好的生活质量起着重要的作用。老年人进行下肢肌肉力量训练能够有效减缓增龄性肌力下降、骨密度降低、新陈代谢减慢，还能增强运动能力、平衡能力，减少因跌倒造成的生理及心理问题，降低增龄性疾病的发生率，将对老年人健康带来许多益处。

常用的下肢肌力测试方法是“连续坐椅”，测试需要一把 43 厘米高的椅子和一块秒表，要求老年人双手交叉于胸前，由站姿开始坐下，坐下时背部挺直不可接触椅背，起立时要求膝关节完全伸直，且双手不能支撑座椅扶手，记录 30 秒内完成的次数[19]。通过对 249 名老年人进行 30 秒连续坐椅测试，初步建立老年人评价参考值：60 ~ 69 岁老年人 30 秒坐椅测试标准为男（16.5 ± 4.7 次）、女（15.3 ± 4.0 次），可以评价老年人下肢力量；建立的评价参考值为 22 次以上为优、18 ~ 22 次为良好、15 ~ 17 次为中等、12 ~ 14 次为较差、<12 次为差[20]。

三、衰老引起高原老年人肌力下降的原因

（一）增龄性骨骼肌功能退变

衰老的显著表现之一就是骨骼肌功能退变、肌肉量减少。研究发现，从三四十岁开始，人体的肌肉力量开始走下坡路，只是那时青壮年的身体有很强的代偿能力，不会出现明显症状。到了 50 岁，骨骼肌含量每年以 1%~2% 的速度减少，60 岁以后肌肉衰减达到 30%，80 岁以上衰减高达 50% 左右。通常肌肉减少 30% 时，其正常功能就会受到影响。此外，因持续骨骼肌含量流失导致肌肉强度和功能下降而引起“老年性肌肉衰减征”，简称“少肌征”，最常见的表现就是四肢及全身肌肉减少、消瘦、疲乏无力等。研究发现，60 ~ 70 岁的老年人，少肌征的发病率为 15%，70 ~ 80 岁少肌征发病率为 20% ~ 30%，80 岁以上竟高达 40%~50%[7]。由于测量方法不同，我国数据与国外存在一定差异。肌肉对人体极为重要，它就像汽车的“引擎”，是力量来源，可以帮助我们完成日常需要的各种动作。一旦患上“少肌征”，健康就会受到影响，如提不动东西、上楼梯吃力、走路时腿突然发软等，导致老年人跌倒风险增大，并产生肺功能减退、焦虑抑郁等多种问题。

（二）代谢性疾病

人体 80% 的葡萄糖是被肌肉利用掉的，体内肌肉量不足，葡萄糖代谢受到影响，糖尿病的患病风险就会增加。有研究发现，肌肉衰弱还会影响到心脏，成为诱发心血管疾病的“帮凶”。研究表明，糖尿病、心脑血管疾病、肿瘤群体患“少肌征”的风险较高。

（三）身体活动量

随着年龄的增长，老年人身体活动量会逐年减少。由于身体活动量减少，肌肉力量也随之减弱。老年人坚持长期、适度的锻炼，有利于骨密度的维持和肌肉力量的保持。

1. 18~64 岁年龄组锻炼建议

（1）18~64 岁成年人每周至少 150 分钟中等强度有氧运动，或每周至少 75 分钟较大强度有氧运动，或中等和较高强度两种运动的组合。

（2）有氧运动可以数分钟的形式累计完成。

（3）为获得更多的健康效益，成人应增加有氧运动，达到每周 300 分钟中等强度或每周 150 分钟较大强度有氧运动，或中等和较高强度两种活动相当量的组合。

（4）每周应至少 2 天进行大肌群参与的活动。

2. 65 岁及以上年龄组锻炼建议

（1）正常情况下，老年人可以采用成年人的运动量。

（2）老年人每周至少应有 3 天进行提高平衡能力和预防跌倒的活动。

（3）每周至少应有 2 天进行大肌群参与的活动。

（4）患有慢性疾病的老年人应该了解他们的病情，以确保他们安全规律地进行身体活动，力所能及地参加运动。

（四）脂肪含量

中国传统观念认为，人步入老年就该享受晚年生活，随之而来的便是“静坐不动”或“长睡不起”，除了必需的吃饭、上厕所等活动，再无其他。且大多数人群步入中年时身体就会发福，男性表现为“啤酒肚”，女性表现为腰部、臀部脂肪的堆积。肥胖已被世界卫生组织列入疾病行列，脂肪含量的增加导致肌肉力量的减退，中老年人应该注意保持体态、关注身体健康。

（五）营养状况

蛋白质摄入不足或摄入过剩、维生素 D 缺乏等也是导致高原老年人肌无力的重要原因。蛋白质十分重要，但要注意把控人体摄入量。如果蛋白质摄入不足，会导致代谢率和抵抗力下降，患病风险提高；若摄入过量，则会产生脂肪囤积、肾脏负担加大及骨质疏松等。这是由于蛋白质由肾脏代谢，被分解时产生的大量氮素增加肾脏的负担；摄入过多的动物蛋白，会造成含硫氨基酸摄入过多，加速骨骼中钙质的流失，从而导致骨质疏松。老年人由于年龄增长，其骨骼肌发生退行性病变，加之营养过剩导致的骨质疏松，将会严重影响老年人的活动能力。所以，老年人的身体健康要特别注意把握好“度”，既要防止过度节食，也要防止过度饮食，“过犹不及”。其实，科学健身的关键也在于把握好适度原则。

第三节 衰老对高原老年人平衡能力的影响

平衡是人体保持某种姿态，以及在运动或受到外力作用时能够自我调整并维持姿势的能力。随着年龄的增长，人体肌紧张反射减退、视力下降和前庭迷路的退行性变化均会使姿态调整能力减退，进而导致老年人平衡能力下降。本节旨在探讨衰老对高原老年人平衡能力的影响，寻求延缓平衡能力衰退的方法。

一、平衡能力的生理学基础

人体的平衡能力与前庭器官、视觉器官、本体感受器、大脑平衡调节、小脑共济协调，以及肢体肌群力量、肌张力之间的相互协作等密切相关，它反映了人体对各种刺激的一种综合协调能力。

（一）位觉器官

1. 位觉器官调节身体平衡的过程

当人体进行旋转或直线变速运动以及头部在空间的位置及地心引力的方向出现相对改变时，会刺激位觉器官（前庭器官）的感觉细胞产生神经冲动，经前庭神经传送至中枢神经系统，引起身体在空间的位置或变速感觉，并通过姿势控制来调整有关骨骼肌的张力，以平衡身体运动。

2. 位觉器官对身体平衡的作用

人体通过前庭器官反射可以维持运动中的身体平衡。如果前庭功能稳定性差，则会破坏运动时的身体平衡，导致动作不协调甚至扭曲变形。

3. 老年人位觉器官的生理变化

前庭觉是影响人体平衡能力的最重要因素之一，然而前庭觉在不同年龄段人群中无明显的差异。这说明，前庭觉功能的好坏由先天决定。虽然后天可以通过训练提高，但随着年龄的增长，前庭觉功能并不会大幅降低。当然，随着老年人年龄的增长及各器官功能的下降，也不排除发生前庭失调的可能。

（二）动觉器官

1. 动觉器官调节身体平衡的过程

人体在运动时，动觉器官（本体感受器）将刺激转变为神经冲动传入大脑皮层的相应中枢，大脑通过综合分析，感知身体在空间的位置变化以及身体各部位肌肉的活动状态，使之产生定向的肌肉感觉。当运动过程中身体平衡或动作环节遭到破坏时，本体感受器又能及时将刺激信号传向中枢，通过调节相关肌张力纠正偏差，确保运动中规定动作的顺利完成。

2. 动觉器官对运动能力的作用

提高动觉器官的功能，不仅可以促进动作技能的形成和肌肉活动在时间及空间上的协调性，还有助于运动技术、战术的运用与创新。

3. 老年人动觉器官的生理变化

本体感觉会随着年龄的增长发生变化。纪仲秋等人认为，本体感觉用于调节人体平衡时，对老年男性的作用大于青年男性，这说明本体感觉的变化是影响老年人平衡能力的一个重要因素[21]。随着年龄的增长，人体的触觉、痛觉、温觉的敏感度都会降低，这些功能的降低将会对老年人的日常生活造成较大的影响。

（三）视觉器官

1. 视觉器官调节身体平衡的过程

运动过程中，眼睛所提供的一系列环境、方向信息传入大脑，结合本体感受器和位觉器官传来的信息，人体一方面通过调节眼位保持清晰的视觉，另一方面调节有关骨骼肌张力，保持头位及正确的身体姿势。

2. 视觉器官对身体平衡的重要作用

（1）视觉与本体感觉在维持身体姿势时相互依赖性较强，视觉对动作的控制、保持发挥着重要作用。

（2）在特定情况下，视觉也会导致平衡能力下降，如一些人站在高处向下看时，会感到双腿发软，难以维持站立姿势。当视觉功能发生障碍时，可明显影响姿态的稳定性。

（3）老年人视觉器官的生理变化。随着年龄的增长，老年人的视觉逐渐退化，主要表现在角膜的改变、瞳孔变小后对光反应的灵敏度下降、晶状体的透光能力减弱、玻璃体结构及视网膜的改变等方面。视觉功能的衰退不但会影响生活质量，还将增加老年人跌倒的风险，后果极为严重。

（四）身体的机能状态

维持身体平衡是在神经系统、感觉器官和运动系统等共同作用下完成的。只有身体机能处于适宜状态，各器官、系统之间才能密切协调配合，发挥良好的生理作用以维持身体特定姿势。身体状况欠佳时，各器官、系统功能下降，最终严重影响身体的平衡。

二、高原老年人平衡能力特征

平衡能力与老年人的生活息息相关，其中动态平衡能力下降与跌倒风险有着密切的关系。目前，运动改善老年人平衡能力已成为国际研究和应用的热点。现有研究中，针对平原老年人平衡能力的成果颇多，对高原低氧环境下老年人平衡能力的调查比较少见，有研究运用星形偏移平衡测试（SEBT）探讨了进行不同体育锻炼的高原老年人平衡能力的特点，选取了 110 名 60～69 岁的青海省西宁市（海拔 2260 米）老年女性居民作为被试者，选用 SEBT 相对距离作为评价指标，即每个方向上的相对距离 = 伸出的远度最大值/腿的长度 ×100，受试者每侧下肢的综合值 = （内后 L1 最大值 + 内 L2 最大值 + 内前 L3 最大值）/（腿长 ×3） × 100[22]。通过内前、内、内后三个方向上的指标测试高原老年人的动态平衡能力，测试结果如表 2－1 所示。

表2－1 太极拳、健身操、健步走、其他运动组相对距离测试结果分析[23] ($\bar{x} \pm s$)

方向分组	太极拳组 (n=29)	健身操组 (n=30)	健步走组 (n=25)	其他运动组 (n=26)
左内前	100.41±10.93	96.20±9.35	92.37±10.66##	93.37±10.81
左内	101.77±12.35	95.40±11.56	93.04±14.54	91.85±13.44&&
左内后	97.83±13.03	87.13±11.90**	84.53±11.60##	82.42±15.43&&
右内前	102.06±10.73	97.00±9.01	96.71±12.15	94.08±14.77
右内	103.63±11.76	97.38±10.47	94.24±13.08##	93.77±12.67&&
右内后	102.12±11.96	92.03±11.83**	89.52±12.04##	86.92±14.15&&

注：星形偏移平衡测试中，左内前、左内、左内后方向即是右腿支撑时左脚所伸出的远度。反之，右内前、右内、右内后即是左脚支撑时右脚所伸出的远度。** 表示太极拳组与健身操组相比具有非常显著的差异；##表示太极拳组与健步走组相比具有非常显著的差异；&& 表示太极拳组与其他运动组相比具有非常显著的差异。

四个组别中，被试者左内后方向上的相对距离较其他五个方向成绩最差。太极拳组、健身操组右内方向移动的相对距离最远，健步走组、其他运动组右内前方向移动的相对距离最小。太极拳组与健身操组在左内后、右内后方向上的相对距离有非常显著的差异；太极拳组与健步走组在左内前、左内后、右内及右内后方向上的相对距离具有非常显著的差异；太极拳组与其他运动组在左内、左内后、右内及右内后方向上的相对距离差异十分显著。除左内前方向上健步走组的成绩不如其他组之外，其余方向上按照相对距离的高低依次排序为太极拳组、健身操组、健步走组、其他运动组。这表明，参与运动的老年人平衡能力更好，下肢稳定性更高，此外，长期练习太极拳的老年人平衡能力更好[23]。

由表2－2可知，太极拳组、健身操组、健步走组及其他运动组右侧下肢综合值均好于左侧，且太极拳组左、右侧下肢综合值与其他三个组比较差异显著($p<0.01$)，而健身操组、健步走组及其他运动组左、右侧下肢综合值无明显差异（$p>0.05$）[23]。

表2－2 太极拳、健身操、健步走、其他运动组每侧下肢综合值测试结果分析 ($\bar{x} \pm s$)

综合值	太极拳组 (n=29)	健身操组 (n=30)	健步走组 (n=25)	其他运动组 (n=26)
左侧	100.02±11.15	93.11±10.29	89.98±11.19	89.22±12.45
右侧	102.57±10.86	95.51±9.48	93.49±11.31	92.04±12.7

在相似的研究中我们还发现，采用睁眼单脚站立的方式来评价老年人的平衡能力具有一定的信效度。

在睁眼单脚站立的测试中，我们发现高原老年组（青海西宁）中成绩差的人数占被试者总数的 18.8%，非常好的仅占 1.8%，中等和好的分别占了 43.2%、36.2%；亚高原老年组（甘肃兰州）成绩好的人数占被试者总数的 55.7%，中等的占 30.5%，非常好的占 5.7%，差的占 8.1%，亚高原地区老年人表现出相对较好的平衡能力（图 2－1）。有研究表明，老年人跌倒的原因是多种因素相互作用的结果。其中，肌力和平衡能力下降与老年人跌倒密切相关。衰老学说理论推论高海拔地区老年人的衰老速度较低海拔地区快，这有可能是引起高海拔地区老年人平衡能力下降的重要原因。为了降低受伤风险，高海拔地区居住的、平衡能力较差的老年人更应该加强专门性锻炼[24]。

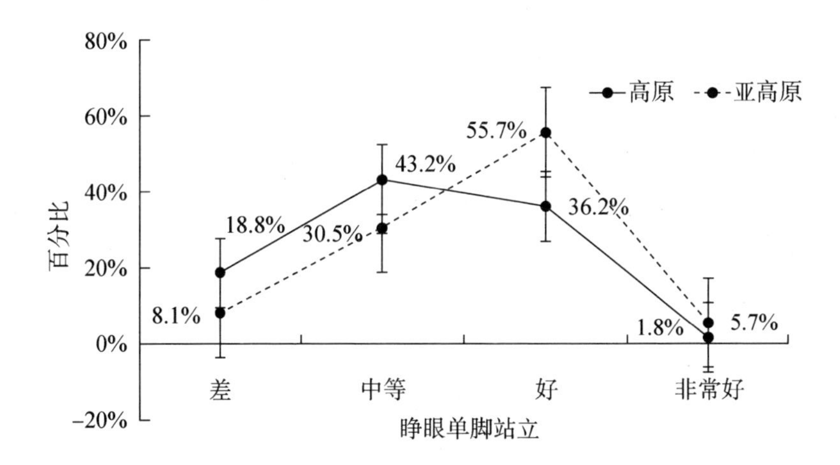

图 2－1　高原、亚高原老年人平衡能力对比

注：图中纵坐标表示各身体素质指标不同标准所占人数的百分比。差：男睁眼单脚站立≤4.9s，女睁眼单脚站立≤3.9s；中等：5s≤男睁眼单脚站立≤19.9s，4s≤女睁眼单脚站立≤16.9s；好：20s≤男睁眼单脚站立＜120s，17s≤女睁眼单脚站立＜120s；非常好：男/女睁眼单脚站立≥120s。

三、老年人平衡能力测试方法

平衡能力测试方法按测试的性能与方法可分为观察法、量表测评法、动静态平衡能力测试及平衡仪测试等[22,25－27]，具体测试方法及步骤如下。

（一）观察法

1. Romberg 氏检查法

该方法又称“闭目直立检查法”。该方法要求受试者紧闭双眼，双脚并拢站立，测试者观察受试者在闭眼时的身体摆动情况。

2. 单腿直立检查法（OLST）

该方法要求受试者睁眼单脚支撑与闭眼单脚支撑交替进行，最长维持时间定为 30 秒。

以上两种方法比较简单、粗糙，可用于临床一般性评估，在科学量化研究中已很少用到。

3. 强化 Romberg 检查法（SR）

这种测试方法旨在探析老年人平衡力与老年肌力下降以及伸髋、右髋外展扭力间的关系[25]。该测试要求受试者采取前后站立的方式，即脚尖接脚跟的直立方式，站稳后开始计时，当两脚位置发生变化或身体失稳时即刻停表。

4. 过指试验

过指试验又称错指物位试验。受试者与检查者相对而坐，对侧上肢前平举，食指伸出，指尖相互接触，其他四指握拳。受试者抬高上肢，然后恢复水平位，使食指尖与检查者相对，连续偏斜 3 次为异常。也可加大测试难度，第 1 次指尖相对后，使受试者闭眼检查，若闭眼时有偏斜为异常[25]。导致过指的原因不同其表现也不尽相同，如前庭功能障碍导致的过指其特点为食指偏向前庭功能较弱侧，小脑病变过指的特点是患侧食指向患侧偏斜（见表 2－3）。

表 2－3　观察法评价人体平衡能力一览表

观察法	评价方法
闭目直立检查法	观察偏倒方向
强化 Romberg 检查法	观察睁眼、闭眼时身体的晃动
单腿直立检查法	观察睁眼、闭眼时单脚站立的稳定性
过指试验	观察受试者与测试者的指尖相对情况

（引自：游永豪、温爱玲，人体平衡能力测评方法，2014）

（二）量表测评法

量表测评法有很多内容，如 Berg 平衡量表（Berg balance scale，BBS）、Tinetti 步态和平衡量表、活动平衡信心量表、动态步态指数、Brunel 平衡量表[26]、功能性步态评价、Fugl－Meyer 平衡量表、Lindmark 平衡量表等。下面具体介绍最常用的几种量表，以供测试使用（表 2－4）。

1. Berg 平衡量表（Berg balance scale，BBS 量表）

本量表用于检测本体感觉输入对平衡能力以及协调性的影响，其他平衡量表是在此基础上的引申和发展，主要应用于平衡功能障碍的患者或老年人群。测试仪器设备仅需要一块秒表、一根软尺、一个台阶和两把高度适中的椅子即可。

量表包括 14 个条目：由坐位到站位、持续无支持站立、持续无支持坐位、由站到坐动作、床椅转移、闭眼无支持持续站立、无支持双足并拢持续站立、站立位上肢前伸距离、站立位从地上取物、转身向后看动作、身体原地旋转 1 周、持续无支持双足交替踏台阶、双足前后持续站立、单腿持续站立[27]。每个条目分为 0～4 分 5 个等级，每个等级均对应有详细的评分方法。总分为 56 分，评分越低，平衡功能障碍越严重。得分 0～20 分、21～40 分、41～56 分三个区间段内分别对应的平衡能力为坐轮椅、辅助步行和独立行走 3 种活动状态[27]，总分少于 40 分，预示有跌倒的风险。

2. Tinetti 步态和平衡量表

Tinetti 量表包括平衡和步态测试两个部分，满分 28 分。其中平衡测试部分共有 10 个项目，主要包括站位平衡、坐位平衡、立位平衡、转立平衡、轻推反应等，测试一般需要 15 分钟，满分 16 分。步态评测表是为评测老年人的步行质量而设计的，共有 8 个项目，分别为步行的启动、步幅、摆动足高度、对称性、连续性、步行路径、躯干晃动情况和支撑相双足水平距离。测试者根据受试者实际的步行状况进行评分，满分 12 分。如总得分少于 24 分，表示有平衡功能障碍；少于 15 分，表示存在跌倒的风险[22]。

该量表主要用于探测平衡能力障碍患者的行动能力，在定量其严重程度的基础上，辨识出步态或平衡项目中最受影响的部分，据此结果拟订治疗计划。该量表也可对老年人的平衡能力进行评估，进而预测老年人跌倒风险。

3. 活动平衡信心量表（activities - specific balance confidence scale，ABC 量表）

ABC 量表是一份平衡自信量表，主要评价完成量表条目时保持平衡的信心。该量表共包括 16 个条目，每个条目细分为 11 个等级，每 10 分一个等级，评分范围为 0～100 分，评分后再计算均分。16 个条目分别为：在房间里散步；上下楼梯；弯腰从地上捡起一双鞋子；从与自己一样高的架子上拿东西；踮起脚从比自己高的地方拿东西；站在凳子上拿东西；扫地；外出搭乘出租车；上下公交车；穿过停车场去商场；向上或向下走较短的斜坡；一个人到拥挤的商场，周围的人走得很快；在拥挤的商场里被人撞了一下；紧握扶手，上下自动扶梯；手拿东西时，不能握住扶手，上下自动扶梯；在结冰的路面上行走[25,28]。

4. 功能性步态评价

该评价包括 10 个项目，分别为水平地面行走、改变步行速度、行走时水平方向转头、步行时垂直转头、步行和转身站定、步行时越过障碍、狭窄支撑面步行、闭眼行走、倒退、上下阶梯等，每个项目有 4 个等级，评分区间为 0～3 分。整个评价满分为 30 分，分数越高，表示平衡能力越好。其评价方法及标准因人而异。对于社区居民，低于 20 分提示具有较高的跌倒风险；对于帕金森患者，低于 15 分提示跌倒的可能性更高。

表 2-4 量表测评法评价人体平衡能力一览表

量表测评法	评价方法
Berg 平衡量表[29]	14 个动作完成得分，评分越低，表示平衡功能障碍越严重。得分 0～20 分、21～40 分、41～56 分，分别对应的平衡能力代表坐轮椅、辅助步行和独立行走
Tinetti 步态和平衡量表	步态与平衡 18 个项目测试得分。少于 24 分，表示有平衡功能障碍；少于 15 分，表示有跌倒的风险
活动平衡信心量表	完成保持平衡的信心的 16 项活动得分。分数越高表示平衡能力越好
动态步态指数	评价老年人步态稳定性和跌倒风险。包括 8 个测试项目，分数越高表示平衡能力越好
功能性步态评价	动态步态指数的改良，共 10 个测试项目，得分越高表示平衡能力越好

续表

量表测评法	评价方法
计时起立-行走测验	时间越长，跌倒风险越高
Fugl-Meyer 平衡量表[30]	完成 7 项测试的得分，分数越高表示平衡能力越好
Lindmark 平衡量表	完成 6 项测试的得分，分数越高表示平衡能力越好
Brunel 平衡量表[31]	评估脑卒中患者平衡功能的 12 个条目，分数越高表示平衡能力越好

（引自：肖春梅，陈晓光，李一. 老年平衡能力测试方法的研究［J］. 北京体育大学学报，2003（2）：201-203.）

（三）静态平衡能力测试

1. 闭眼单脚站立

受试者双手叉腰或环抱于胸前，闭上双眼，用优势脚单脚支撑，另一侧腿屈膝、抬脚，并将小腿贴于支撑腿的膝部[25,28]。从脚离开地面开始计时，直至非支撑腿下落或站立脚失稳停止计时，计算闭眼站立时间，以秒为单位。此方法是由 OLST 转换而来，在老年人体质测试中经常被使用。

2. 睁、闭眼双脚站立

睁、闭眼双脚站立要求受试者赤脚站立在一个长方形木板上进行测试，站立时重心移至前脚掌，木板与脚掌产生压力而出现痛觉，在睁眼、闭眼状态下，分辨外界光刺激对人体重心摇晃变化的影响。

（四）动态平衡能力测试

动态平衡能力的测试方法有闭眼原地踏步测试、前庭步测验、功能性前伸试验、多方向伸展测试、平衡木测试、8 点星形偏移平衡测试、垂直 X 书写测试等[32]（表 2-5）。

表 2－5　人体动态平衡能力测评法应用一览表

静态测评法	评价方法	适用人群
多方向伸展测试	向前、后、左、右四个方向伸展的最远距离的平均值越大，平衡能力越好	各年龄段一般健康人群、平衡功能障碍者
平衡木测试	在平衡上按要求行走的时间越短，平衡能力越好	各年龄段一般健康人群、运动员
闭眼原地踏步测试	测试方案：①踏出圆圈的时间，时间越长，动态平衡性能越好；②脚跟中心点偏移程度越小越好	各年龄段一般健康人群、运动员、前庭功能障碍者
8 点星形偏移平衡测试[25]	非支撑腿分别向前、右前、右、右后、后、左后、左、左前 8 个方向上伸展的最远距离平均值与下肢长的比值越大，平衡能力越好	各年龄段一般健康人群、运动员
稳定极限测试	身体向前、后、左、右倾斜的最大角度。正常人 LOS 前后的最大倾斜角度为 125°，左右为 16°	各年龄段一般健康人群、运动员、前庭功能障碍者
垂直 X 书写测试	睁眼、闭眼写的字母 X 偏离角度或距离越大，平衡能力越差	老年人、平衡功能障碍者
Wolfson 姿势性应力试验[32]	保持平衡抵抗前、后、左、右四个方向牵拉干扰的力量	各年龄段一般健康人群、运动员
视觉反馈姿势描记	根据重心移动时间（越短越好）、连线长（越短越好）、移动平均速度（越大越好）、方向控制（越大越好）等指标综合评价	各年龄段一般健康人群、运动员、前庭功能障碍者
动态平衡测试系统	根据综合动摇指数，前－后动摇指数、中间－侧方动摇指数综合评价	各年龄段一般健康人群、运动员、前庭功能障碍者

1. 闭眼原地踏步测试

测试方法：受试者站立在 40 厘米直径的圆圈中央，闭上眼睛，听到“开始”的口令，立即以每分钟 120 步的频率踏步，一直踏到脚出圈或触圈线为止。记录持续的时间，以秒为单位，不计小数。测 3 次，取最大值。

2. 前庭步测验

测试方法：在地上画好一条横线，在横线的左端画一条 50 厘米的垂直线，受试者左脚放在两线的直角内，后跟抵横线，左脚外沿抵垂直线，右脚齐平站立，让受试者按平常的步态，向前走 10 步后停止，以左脚外沿为标志，测量与开始时左脚外沿的距离[30]。

3. 8 点星形偏移平衡测试

星形偏移平衡测试（star excursion balance test，SEBT）是评估受试者动态平衡能力的方法，在临床实践中常应用于判断慢性踝关节不稳、前交叉韧带损伤等，具有良好的有效性。

测试方法：测试前准备 8 根皮尺，并将 8 根皮尺“零”点重叠、间隔 45°固定在地上，分别命名为正前方、内前方、内侧方、内后方、正后方、外后方、外侧方、外前方，称为 8 点星形图[29]。开始测试时，要求受试者单腿站立于 8 点星形图的中央，双手叉腰，支撑腿屈膝，用非支撑腿分别向间隔 45°的 8 个方向尽可能地伸远，所有受试者都以右腿为支撑腿开始测试，完成 8 个方向的测试后，休息 5 分钟，再以左腿支撑进行测试。两腿测试均以 12 点方向为起点，右腿支撑以顺时针方向进行测试，左腿支撑以逆时针方向进行测试[33]。测试过程中，支撑脚有任何位移或者身体无法保持平衡的情况则视为无效，需重新测试。受试者在每个方向上均有 5 次测试机会，取非支撑腿触到的最远点为终点，然后测量伸出的远度。为避免身高或腿长对结果造成的影响，采用长度与下肢长之间的比值作为评估标准。每个方向上的相对距离 = 伸出的远度最大值/腿的长度 ×100。

据报道，内后、内、内前 3 个方向上的 SEBT 测试在监测受试者下肢功能缺陷时具有较高的灵敏性[34,35]。后期研究在保证测试结果可靠性的情况下，采用改进后的星形偏移平衡测试（mSEBT）评价受试者动态平衡能力（图 2 -2）。改进后的星形偏移平衡测试也采用相对距离作为评价指标，即每个方向上的相对距离 = 伸出的远度最大值/腿的长度 ×100，受试者每侧下肢的综合值 = （内后 L1 最大值 + 内 L2 最大值 + 内前 L3 最大值）/（腿长 ×3） ×100[22]。受试者的测试成绩被分为高（动态平衡性最好）、中（动态平衡性良好）、低（动态平衡性最差）3 个表现组以评价其优势。

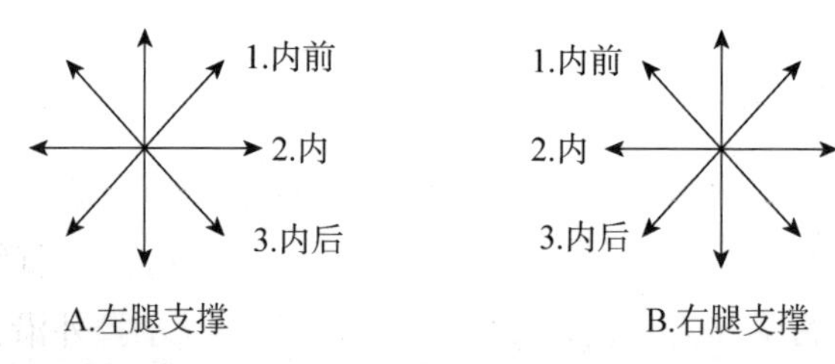

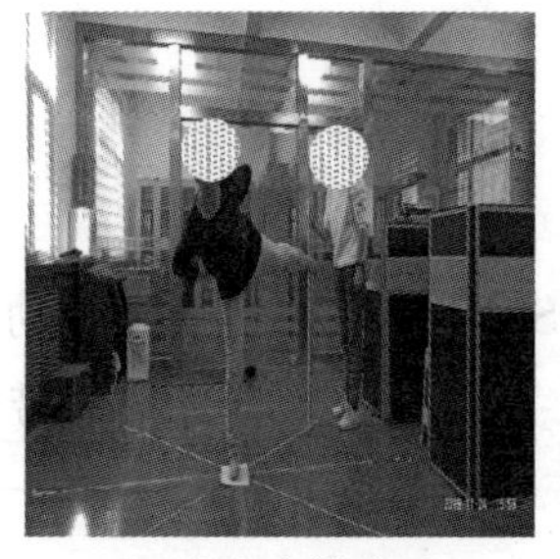
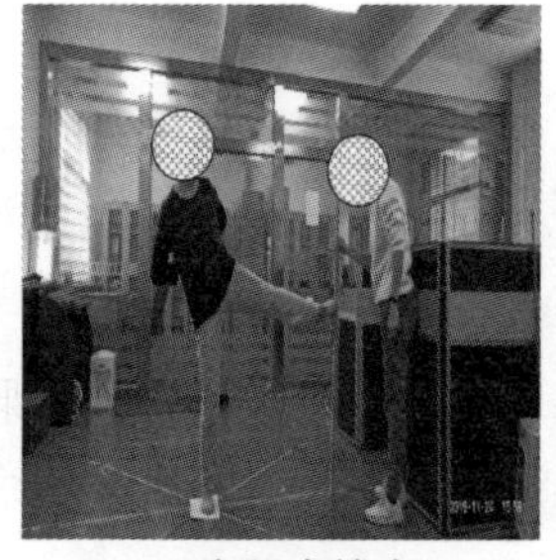
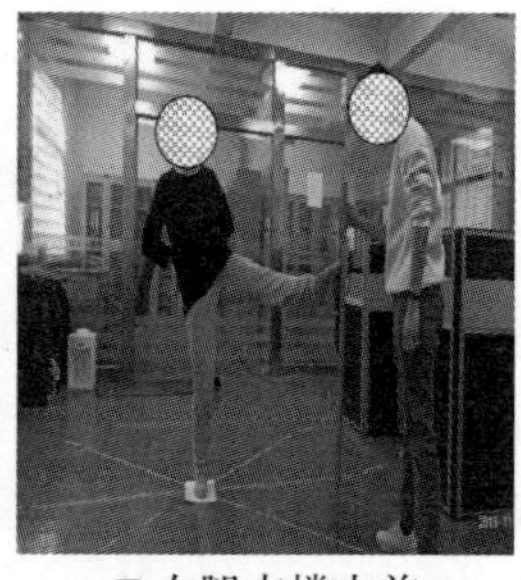
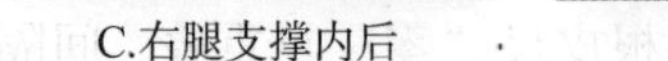

C.右腿支撑内后　D.右腿支撑内　E.右腿支撑内前

图 2－2　改进后的星形偏移平衡测试（mSEBT）

（五）综合测评法

静态测试方法主要包括睁、闭眼单、双脚站立测试。评价平衡能力的主要依据是身体重心的偏移程度，压力中心可作为人体重心移动的主要观察指标。衍生指标包括压力中心摆动的最大距离、平均速率、压力中心轨迹长度、重心包络面积等。

动态平衡测试方法主要包括步态测试和动态平衡能力中的各项测试方法。动态测试通常借助高速摄像及表面肌电设备，运用运动生物力学从动力学、运动学等方面综合分析人体的平衡能力。测试时，受试者自然站立于测力台或压力板一端（测力台或压力板与地面平行），自然行走经过测力台或压力板另一端，有效测试的标准为至少一只脚踏在测力台或压力板上[29]（表 2－6）。

表 2－6　综合测评法评价人体平衡能力一览表

综合测评法	评价方法	适应人群
静态测试	压力中心摆动的最大幅度（越小越好）、平均速率（越大越好）；压力中心轨迹长短（越短越好）、包络面积（越小越好）	各年龄段一般健康人群、运动员、前庭功能障碍者
动态测试（步态测试）	左右脚最大压力差异（越小越好）；左右脚最大压力的一个完整步态中的时间（一致性越高越好）；身体重心在额状轴上的最大偏移（越小越好）	各年龄段一般健康人群、运动员、前庭功能障碍者

四、增龄性平衡能力下降对老年人的影响

人体平衡能力受年龄因素的影响，45 岁以后前庭功能开始衰退，70 岁以后姿态控制力下降。肖春梅、陈晓光等的研究发现平衡能力强弱的分界线为 60 岁，60 岁以前平衡能力稳定且较强，60 岁以后每一年下降 1.6% 或更多[36]，80 岁以后功能下降更快。这个结论是有形态学和临床学依据的，在光学显微镜下，40 岁以后人体前庭末梢器官毛细胞开始退变，70 岁时囊斑毛细胞减少了 20%，壶腹嵴毛细胞减少了 40%[37]；在电子显微镜下，人体衰老出现毛细胞静纤毛减少，耳石变形脱钙及前庭神经节细胞数减少等。平衡能力下降对老年人生活产生的影响具体表现在以下几个方面：

（一）生活质量下降

人体平衡能力受多种因素影响，增龄性肌肉力量下降、柔韧性变差、视觉下降、反应能力下降及多种疾病的交互作用都可以导致平衡能力下降。特别是姿势控制能力的下降会大大增加在复杂环境下跌倒的风险，其所引发的危害轻则为擦伤，严重时可能导致骨折。这些都会严重影响老年人及其子女的正常生活，导致其生活质量下降，医疗负担加重。

（二）基本日常生活能力下降

日常生活活动（activity of daily living，ADL）指一个人为了满足日常生活需要每天所进行的必要活动，包括进食、梳妆、洗漱、洗澡、上厕所、穿衣等；功能性移动包括翻身、从床上坐起、转移、行走、驱动轮椅、上下楼梯等[38]。平衡能力下降会严重影响老年人的基本生活能力，比如腿脚不便引起的上、下楼梯困难增大，行走过程中身体的摇晃程度加剧及步速减慢等。

（三）跌倒风险的增加

目前，跌倒已成为与老年人息息相关的重要公共安全问题，1/3 ~ 1/2 的 65 岁以上老年人每年至少有 1 次跌倒的经历[39]，大约每 10 次跌倒中就有 1 次可能导致严重的损害，比如髋部骨折或头部损伤等。其中，髋部骨折也被称为“人生

最后1次骨折”，其死亡率高达20%～30%，且致残率高，42%的患者不能恢复伤前活动力，35%的患者不能独立行走。跌倒不仅会引起老年人生理损伤，还会影响老年人心理健康，从而影响老年人的幸福感。

（四）心理问题

老年人随着年龄的增加，其平衡能力下降可间接导致老年人产生消极情绪及失落、抑郁等心理问题。此外，还会致使老年人自我效能感下降，对生活的幸福感降低。

五、老年人发展平衡能力的具体方法举例

（一）双脚一字站立

准备姿势：两脚自然开立，与肩同宽，单手扶墙或桌子等固定物体，另一只手自然下垂。

动作说明：缓慢将右脚移动到左脚脚尖前方，使左右脚保持在同一条直线上，维持15～20秒。然后，将左右脚恢复到准备姿势，缓慢将左脚移动到右脚脚尖前方，使左右脚保持在同一条直线上，维持15～20秒。左右侧均完成15～20秒的双腿一字站立为一组，共完成2组。在完成该动作过程中，需注意维持直立的身体姿态，如图2－3（1）所示。

训练渐进：随着肌肉力量的增加，可通过完全不依靠其他物体提供支撑的方式来增加训练的难度。

（二）单腿站立动作

动作说明：两脚平行站立，做好准备姿势，继而提起右脚离开地面约30厘米，随即调整重心保持身体平衡，保持15～20秒后缓慢落下右脚，再换左脚重复上述动作。在完成该动作的过程中，当脚离开地面时应注意将重心放在支撑腿上，并保持身体直立，如图2－3（2）所示。

训练渐进：随着单腿站立稳定性提高，可以尝试脱离外在支撑物。在直立过程中，也可通过闭眼来增加练习难度，建议在亲友的陪伴下进行练习。

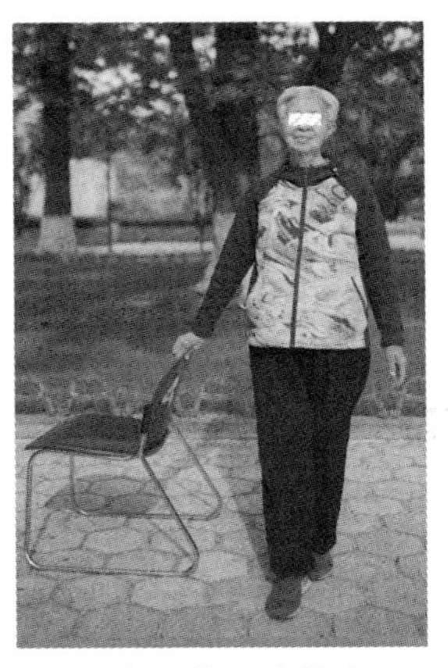

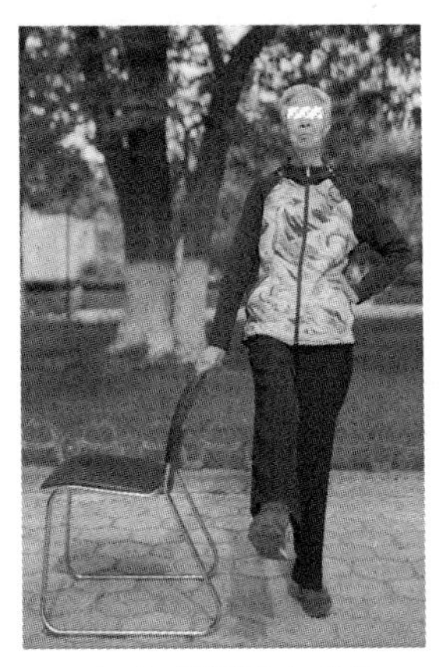

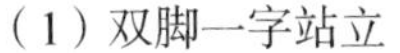

（1）双脚一字站立　　（2）单腿站立动作

图 2－3　平衡练习方法

（三）“坐”到“站”

准备姿势：选择一把 40 厘米左右高的椅子，两脚自然开立，身体保持直立静坐在椅子上，双手放在膝盖上，目视前方，膝关节处于踝关节前方。

动作说明：练习者在起立过程中双手不借助扶手完成站立动作，然后，屈膝再次坐到椅子上，为下一次练习做好准备。共完成两组，每组动作重复 10 次左右（图 2－4）。

训练渐进：随着练习熟练度的提高，受试者可在完成站立动作之后行走 3 米左右，继而转身回到椅子前方坐下，从而增加练习的难度及密度。

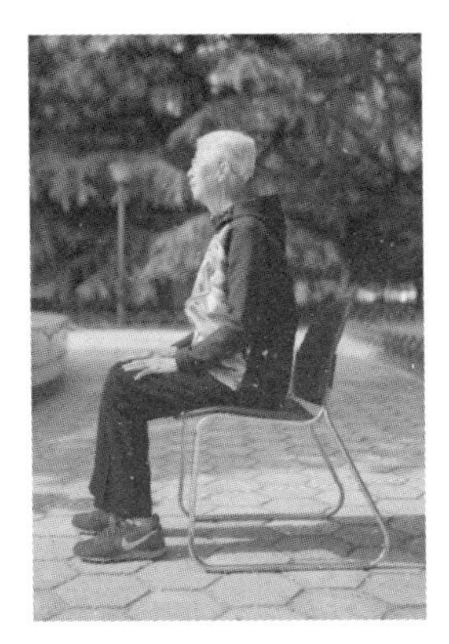

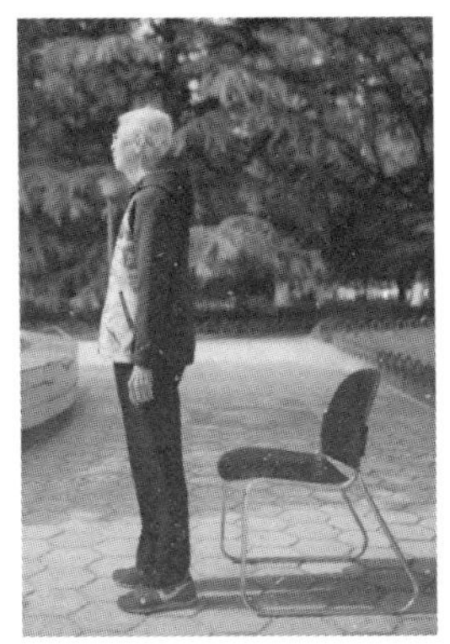

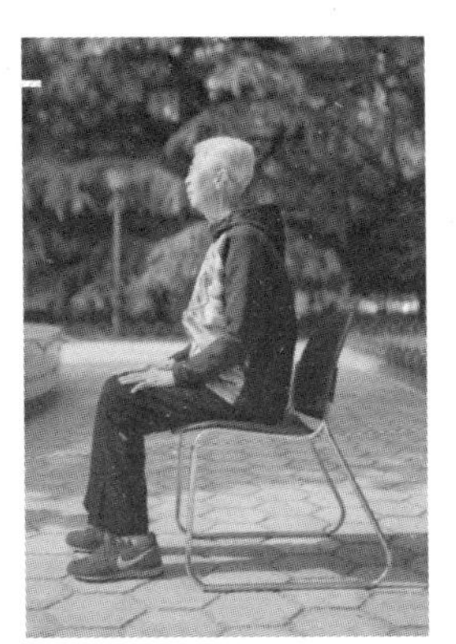

图 2－4　“坐”到“站”练习

（四）有氧锻炼项目

老年人也可根据自己的喜好选择一些有氧锻炼项目以提高身体的平衡能力，如太极拳、健身操、健步走、易筋经、八段锦、五禽戏等。当然，还有很多练习可以提升老年人的平衡能力，此处不再赘述。

第四节　衰老对高原老年人柔韧性的影响

柔韧是人体在运动过程中完成大幅度运动的能力。俗话说“人老腿先老”，就是说人体的衰老首先体现为腰腿的不灵活，这不仅是下肢力量下降的表现，也是韧带紧缩造成的气血阻滞的外在表现[40]。科学研究证明，长期坚持拉伸韧带，可在一定程度上增强柔韧性，提高人体免疫力，延长寿命。

一、柔韧的生理学基础

决定柔韧的主要生理基础是运动器官的结构、关节面面积差异和关节韧带、肌腱、肌肉及皮肤的延展性，也与神经系统支配骨骼肌的机能状态，特别是与中枢神经对肌肉收缩和放松的调节能力有关。

（一）关节的结构特征

骨与骨之间的连接称骨连接。骨连接又分为直接连接和间接连接，关节是间接连接的一种形式，一般由关节面、关节囊和关节腔三部分构成。关节面是两个以上相邻骨的接触面，关节面上覆盖着一层光滑的软骨，可减少运动时的摩擦，软骨有弹性，还能减缓运动时的震动和冲击。关节囊把相邻两骨牢固地联系起来，是一种很坚韧的结缔组织，关节囊外层为纤维层，内层为滑膜层，滑膜层可分泌滑液，减少运动时的摩擦。关节腔是关节软骨和关节囊围成的狭窄间隙，正常时只含有少许滑液。上述结构决定了关节的运动方向和活动范围，柔韧性的发展只能限制在关节结构所允许的范围之内，否则定会引起关节损伤进而降低其稳定性。

（二）关节周围软组织的伸展性

影响关节周围软组织伸展性的因素有：①性别、年龄。一般来说，女性优于男性，儿童少年优于成人。②肌肉本体感受器。训练可使肌肉本体感受器发生适应性变化，具体表现为肌梭兴奋阈值升高，腱器官的兴奋阈值降低。③运动。运动可能会改变关节囊、韧带等结缔组织内分布的痛觉末梢的兴奋阈值，有利于增加肌肉和结缔组织的伸展性。

（三）关节周围组织的体积

限制关节活动的重要因素包括身体脂肪含量和关节周围组织的体积。为解决关节活动范围和肌肉体积增加的矛盾，必须有针对性地开展柔韧训练，才更有利于各项运动技能水平的提高。

（四）中枢神经的协调功能和肌肉力量

改善肌群内的协调性，特别是改善原动肌和对抗肌之间的协调性，也可以提高人体的柔韧性。大力发展肌肉力量，有利于主动增加关节活动幅度。

二、老年人发展柔韧性需要遵循的原则

人到中年以后，随着年龄的增长，连接骨与骨的关节囊、韧带、肌腱等会逐渐发生变形、老化，柔韧性会越来越差。研究证明，中老年人柔韧下降的过程是因人而异的，增龄性老化只占成因的1/3，其余2/3与锻炼有关。经常参与体育锻炼的老年人，不仅能保持较好的柔韧性，而且在日常生活中动作也更为灵活、协调。老年人发展柔韧性需要遵循以下原则：

（一）以关节结构为依据

任何情况下柔韧性的发展，都不应该超过关节解剖结构所允许的范围，否则便会造成关节损伤。老年人随着年龄的增长，关节结构比较脆弱，在练习中更要注意保护。

（二）与准备活动相结合

在柔韧练习之前应做充分的准备活动，使体温升高，降低肌肉黏滞性，提高其伸展性，避免运动损伤。

（三）适度发展柔韧性

老年人应适度发展柔韧性，达到不影响日常活动能力的范围即可。

（四）热身与循序渐进

柔韧性练习应遵循循序渐进的原则，且在达到最佳幅度之后应安排一些伸展关节的放松练习。

（五）柔韧性练习与其他练习相结合

柔韧性的提高建立在肌肉力量增长的基础上。老年人在跑步、太极拳、健身操等练习之后可以通过拉伸来锻炼柔韧性，且效果更佳。

三、老年人柔韧性的测评

老年人柔韧性的测评是制定老年人健身运动处方和康复锻炼的重要依据，测评一般采用简易测量和精确测量两种方法。

（一）简易测量方法

1. 坐位体前屈测试

（1）用途：用来评定体前屈、骨盆前倾、髋关节屈曲的活动幅度和下肢的柔韧性。

（2）方法：将仪器放置在平坦地面上，测试前，用尺子进行校正，使游标的上平面与平台呈水平，将游标刻度调到 0 位。受试者应双腿伸直坐在测试区，两脚平蹬测试板。双脚分开 10 ~ 15 厘米，上体前屈，双臂伸直，用两手中指逐渐推动游标，直到不能推动为止。切记不可突然发力推动游标。若没有仪器也可以手动测量数值，但所测数值不如仪器所测的精确。此测量方法普及性高，也是全国老年人体质测试项目之一。

（3）评定办法：根据游标数值进行评定，数值越大证明柔韧性越好。

2. 颈部柔韧测试

（1）用途：测量颈椎关节及周围软组织的柔韧性。

（2）方法：被测者坐在一个有垂直靠背的椅子上，臀部尽量向后，两肩靠在椅背上，两手放在体侧，两脚固定在椅子腿的后方，背部紧靠椅背，然后做低头、抬头、左右转头和左右侧倾等动作。

（3）评定办法：理想幅度为低下头时下颌可贴近胸部，抬头时可看到后上方天花板，侧倾时耳朵可接近肩部（不得耸肩），转头时下颌可转至肩头的方向（90°）。

3. 旋肩测试

（1）用途：测量肩关节及周围软组织的柔韧性。

（2）方法：受试者两臂在胸前充分伸直，握棍，直臂由前向后旋臂，测量两手拇指之间的距离。

（3）评定办法：用两拇指之间握棍的距离减去肩宽（肩宽的测定方法为两肩峰外缘的距离）即为旋肩指数。该指数越小，说明肩带柔韧性越好。

4. 背伸测试

（1）用途：测量腰背肌肉和韧带的柔韧性。

（2）方法：受试者俯卧，双手抱颈，测试者压住受试者的臀部，让受试者尽量抬高头部。

（3）评定办法：测量下颌距地面的高度，数值越大说明腰部的柔韧性越好。

5. 髋关节柔韧测试

（1）用途：测试髋关节柔韧性。

（2）方法：受试者呈仰卧位，抬起一侧下肢，膝关节伸直。

（3）评定办法：如果下肢抬起高度能达到垂直位，说明下肢的柔韧性正常。

6. 膝关节柔韧测试

（1）用途：测试伸膝功能。

（2）方法：受试者仰卧于床上，两脚伸出床外。

（3）评定办法：小腿远端如果可以平放于床边，说明伸膝功能正常。

7. 小腿内外旋测试

（1）用途：测量小腿及踝关节周围肌肉韧带的柔韧性。

（2）方法：受试者双膝固定伸直，双脚拇指平行并拢，尽量使双脚跟向外分开，测试两脚之间后夹角的大小。

（3）评定办法：两脚之间后夹角数值越大，说明柔韧性越好。

8. 踝关节柔韧性测试

（1）方法：被测者面向墙壁站立，脚跟着地，上体前倾，下颌、前胸及双手着墙，两膝必须伸直，脚跟不能离地。

（2）评定办法：测量下颌距离地面的高度，减去脚尖至墙壁的距离，所得差数越小，屈踝功能越好。

注意事项：老年人可根据自身情况选择相应的柔韧性测试，建议在充分热身并有陪同人员共同参与下进行。

（二）精确测量法

1. 角度测量器

用角度测量器测定关节活动幅度，现有的角度测量器有“传统”量角器、重力量角器、电子量角器等。

2. 等速测力系统

等速测力系统不但可以测试关节活动幅度的大小，还可以精确地测出解剖学的实际角度。

以上两种方法测量的数据虽然比较准确，但由于其设备昂贵，有需求者可前往专门性机构（医院运动康复科、体育科学研究机构等）进行测试。

四、老年人发展柔韧性的具体方法举例

对于老年人而言，柔韧练习采用的方式应不同于年轻群体，下面主要介绍改善老年人柔韧素质的居家锻炼方式，建议在每天运动前、后进行练习。

（一）上肢柔韧训练

1. 肩颈拉伸

保持站立姿势，两脚开立，与肩同宽，双臂自然下垂。轻轻向下伸左臂，手指指向地板方向，同时将头向右倾斜，保持 10 ~ 30 秒。换对侧，重复以上动作。两侧轮换重复 3 ~ 5 次，如图 2 – 5（1）所示。

2. 肩部拉伸

身体直立，躯干稳定，面向前方。左臂水平伸向右侧，右臂弯曲置于左臂肘关节处，右臂渐渐向右后方用力，重复 3 ~ 5 次后换右臂，重复上述动作，如图 2 – 5（2）所示。

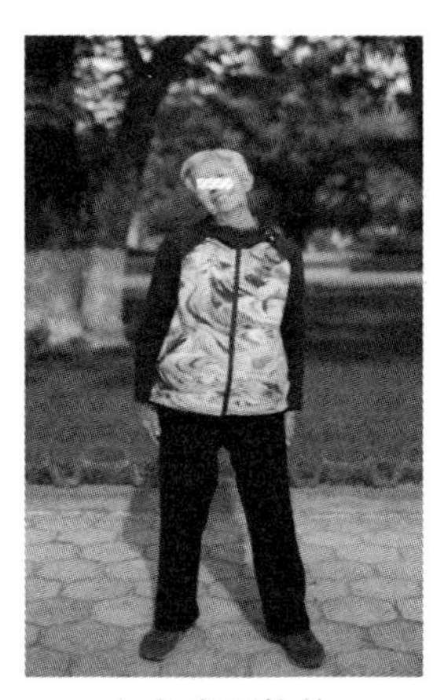

（1）肩颈拉伸

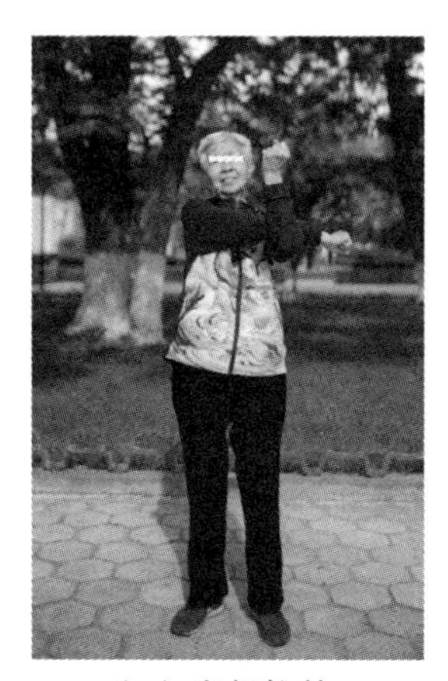

（2）肩部拉伸

图 2 – 5　肩部拉伸

3. 肩部灵活性

方法一：两脚开立，与肩同宽，双臂展开与肩同高。弯曲肘部，使指尖指向

上方，保持姿势 10～30 秒。然后，以肘关节为轴，手臂慢慢向前转动，上臂和前臂夹角尽量保持不变，手指指向地板。保持位置 10～30 秒，向上、向下交替3～5次（图 2－6）。当感到伸展或轻微不适时停止，如果感到剧烈疼痛则立即停止。

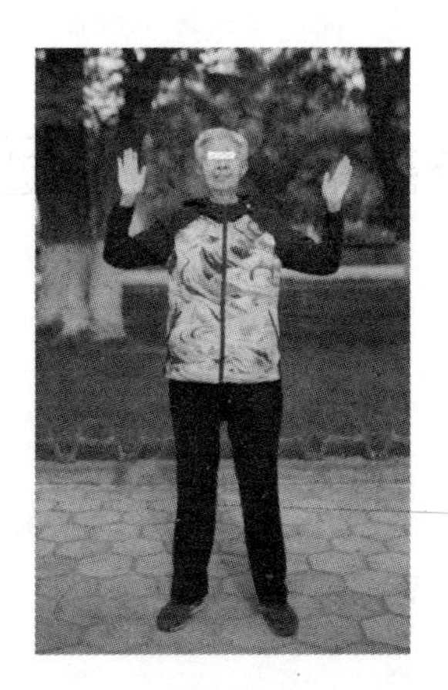
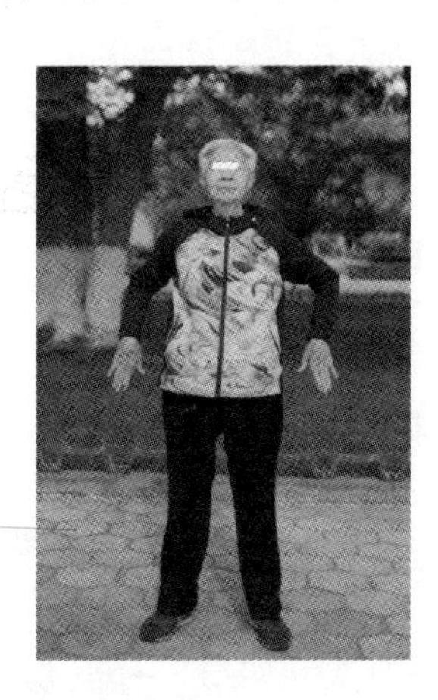

图 2－6　肩部灵活性练习（一）

方法二：保持站立姿势，双脚与肩同宽，将弹力带（或毛巾）的一端握在右手中，抬起并弯曲右臂，使弹力带从肩膀垂直至腰部，左手从下方抓住弹力带的另一端。左手向下拉弹力带，直到感到比较舒服的张力。拉伸右肩关节，保持 10～30 秒后放松并换另一侧，两肩轮换重复 3～5 次（图 2－7）。

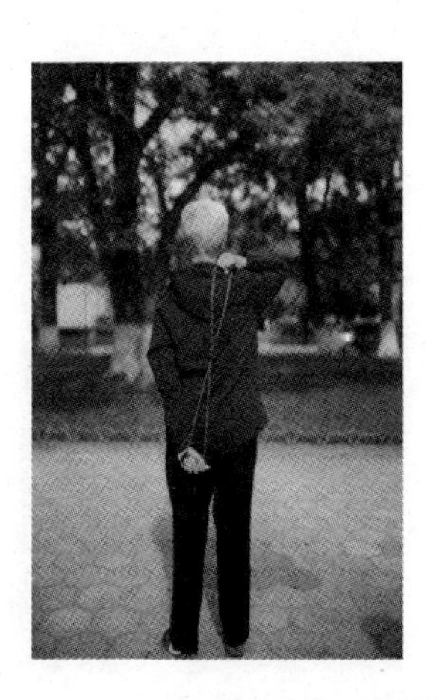
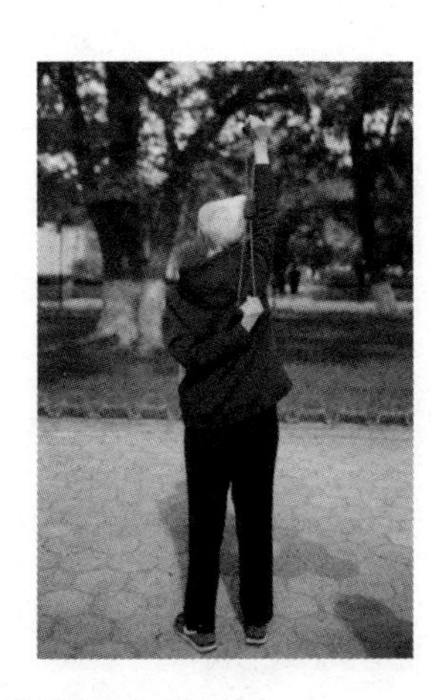

图 2－7　肩部灵活性练习（二）

4. 手臂拉伸

侧对墙壁站立，双脚自然分开，右手手臂外旋，指尖朝下，手掌按在墙上，手肘朝下，头与身体向左扭转，保持 10～30 秒，左右手臂交替 3～5 次。

（二）躯干柔韧训练

1. 背部拉伸

双脚开立，与肩同宽，双手交叉，翻掌向身体正前方推出，低头，身体跟着手前推的力量向后弓背到最大幅度。保持 10～30 秒，重复 3～5 次，如图 2－8（1）所示。

2. 胸部拉伸

保持站立姿势，双脚与肩同宽，双手交叉置于身后，翻掌慢慢抬高手臂将肩胛骨向中部挤压，感受胸、肩和手臂的伸展，保持 10～30 秒，然后放松，重复 3～5 次，如图 2－8（2）所示。

3. 腹部拉伸

双脚开立，与肩同宽，双手交叉置于体前，伸直手臂由下至上缓慢举起，头后仰，两臂贴近耳朵尽量往上、往后伸展，略微形成背弓姿势，感受腹部的拉伸感。保持 5～10 秒，重复 1～2 次。完成此动作时，老年人应根据自己的实际情况进行，以免造成损伤，如图 2－8（3）所示。

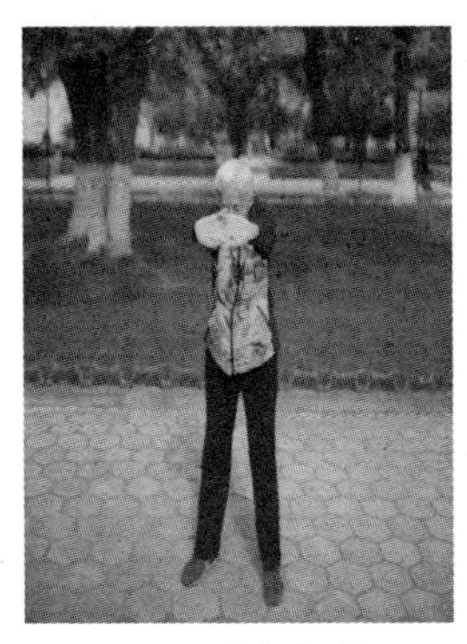
（1）背部拉伸

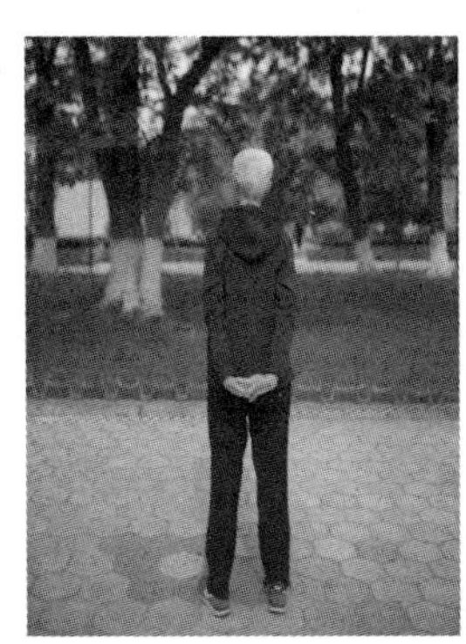
（2）胸部拉伸

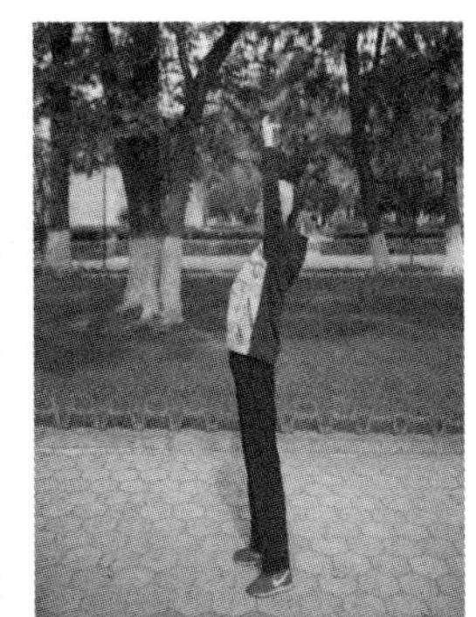
（3）腹部拉伸

图 2－8　躯干柔韧训练

（三）下肢柔韧训练

1. 髋关节灵活性

自然站立，一侧手扶物体保持平衡，右脚缓慢提起并向后侧移动至可活动的最大范围，髋关节外摆幅度尽量最大，保持5～10秒，而后髋关节内收回位（图2－9）。左右侧交替进行，重复3～5组。

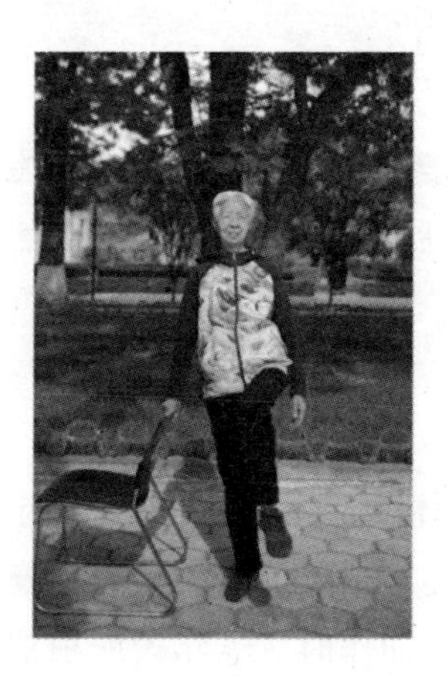
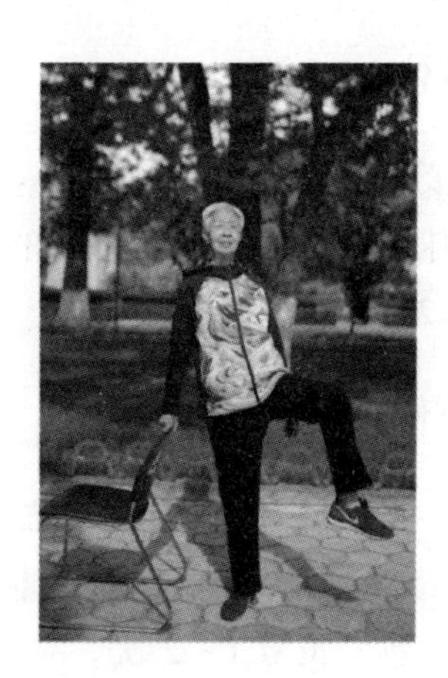

图2－9　髋关节灵活性训练

2. 大腿前侧拉伸

自然站立，勾起左脚，左手握住左脚脚踝，收紧腹部，左手发力向上拉，髋部前顶，直至左大腿前侧有明显牵拉感，保持此姿势，均匀呼吸，如图2－10（1）所示，右手可扶物体保持平衡。保持10～30秒，然后慢慢回到开始的位置，左右侧交替重复3～5次。

3. 臀部拉伸

自然站立，左腿伸直，右腿抬起，膝关节弯曲并外旋，左手紧握右脚脚踝，使右足跟靠近左髋关节，右手置于右膝关节外侧，与左手协同配合向上抬起，也可扶物体保持平衡，直至感受到右臀部肌肉拉伸，如图2－10（2）所示。左右侧交替进行，每次保持5～10秒，重复3～5组。

4. 小腿拉伸

站立位，将右脚勾起贴于墙壁或椅子，脚后跟着地，左脚前脚掌接触地面重心前移逐渐落到右脚感受到牵拉，保持 10 ~ 30 秒，左右交替重复 3 ~ 5 组，如图 2 – 10（3）所示。

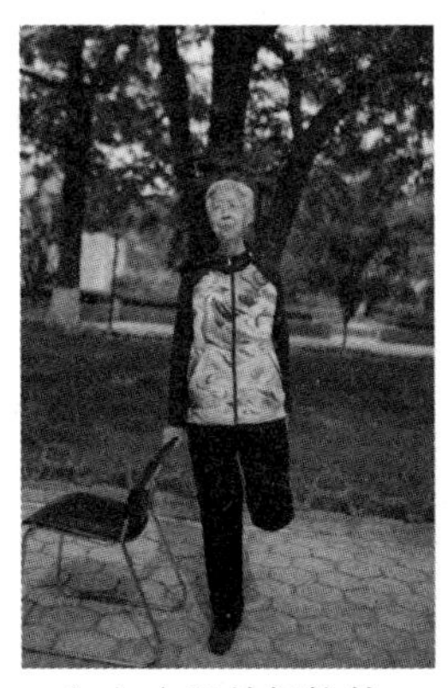
（1）大腿前侧拉伸

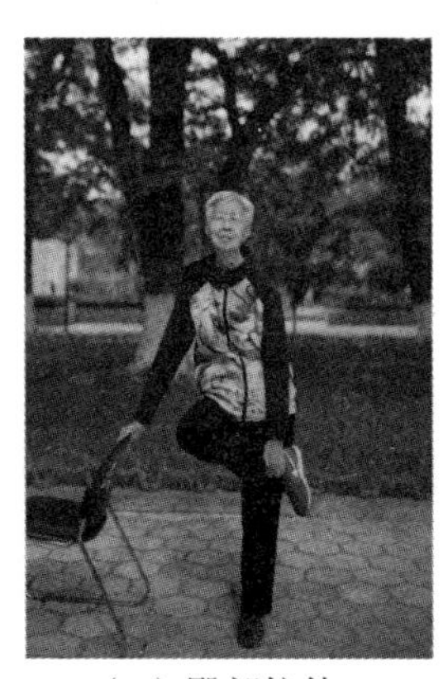
（2）臀部拉伸

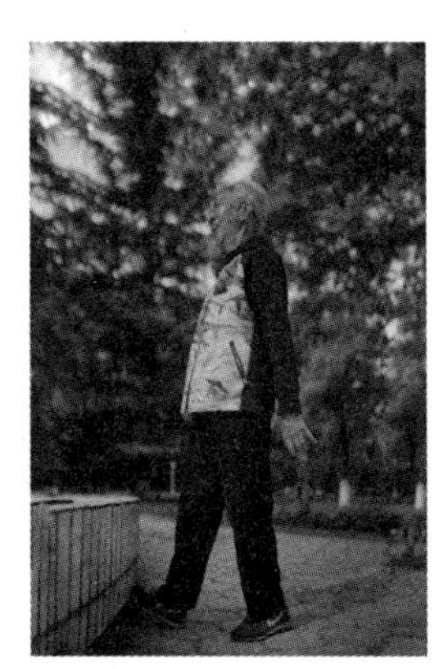
（3）小腿拉伸

图 2 – 10　下肢柔韧训练

参考文献

[1] 360 百科. 衰老 [EB/OL]. [2019 – 06 – 15] https://baike.so.com/doc/5779588 – 5992370.html#5779588 – 5992370 – 2.

[2] 李雯雯. 体育锻炼对增强老年人心肺功能的影响及方法 [J]. 当代体育科技，2020，10 (24)：43 – 45.

[3] 张丽. 老年心血管系统结构和功能变化 [J]. 中华临床医师杂志：电子版，2013，7 (2)：460 – 464.

[4] 邓希贤，程显声，蔡英年，等. 高原环境对心脏的影响 [J]. 中国医学科学院学报，1979 (1)：35 – 39.

[5] 许鹏. 老年主动脉瓣病变患者生物瓣置换术后早期影响左心室功能恢复的因素分析 [D]. 郑州：郑州大学，2014.

[6] 余琴，罗兴林. 心血管结构和功能增龄性变化的超声评价研究进展 [J]. 泸州医学院学报，2004 (4)：360 – 361.

[7] 黄琴，关巍，冯喜英. 高原环境对肺组织的影响 [J]. 临床肺科杂志，2014，19 (9)：1696 – 1699.

[8] 王士雯. 老年多器官功能不全综合征的肺启动机制 [J]. 中华老年多器官疾病杂志，

2002 (1): 4 -6.

[9] 孟慈平. 老年获得性肺炎的常见病因及防范 [J]. 临床肺科杂志, 2012, 17 (9): 1684.

[10] 朱琳, 苏煜. 美国青少年体适能测试解析 [J]. 广州体育学院学报, 2019, 39 (1): 98 -102.

[11] 姜红润, 王留东. 决定和影响肌肉力量的因素 [J]. 河北体育学院学报, 2003 (3): 54 -57.

[12] 刘福伟. 性别与年龄变化对肌肉力量的影响 [J]. 当代体育科技, 2016, 6 (11): 151 -152.

[13] 侯曼, 侯佳, 王汉玉. 60~89 岁老年人下肢力量的测试研究 [J]. 中国体育科技, 2002 (6): 28 -29.

[14] American Society of Hand Therapists. American Society of Hand Therapists Clinical Assessment Recommendations [M]. 2nd ed. Chicago: American Society of Hand Therapists, 1992: 41 -46.

[15] 陈禹, 李玲孺, 石劢, 等. 营养干预在老年体质调理中的应用 [J]. 中国老年学杂志, 2017, 37 (3): 740 -742.

[16] 王婕. 山西省中老年人握力水平的比较研究及相关因素分析 [D]. 太原: 中北大学, 2013.

[17] 陈晓霞, 张建国, 刘波, 等. 城市高龄老人肌力、柔韧、平衡能力的分析——以南京市城区老龄人口为例 [J]. 成都体育学院学报, 2010, 36 (1): 80 -82.

[18] 范洪彬, 孙有平, 季浏. 体质测评中仰卧起坐测试规格的国际比较 [J]. 北京体育大学学报, 2016, 39 (4): 60 -65, 71.

[19] 柏文喜, 曹红十, 王冰, 等. 老年人下肢肌力测量方法及其研究进展 [J]. 中国老年学杂志, 2020, 40 (20): 4474 -4477.

[20] 谭思洁, 张瑜, 刘珊珊. 老年人下肢肌力简易测试方法 [J]. 中国老年学杂志, 2012, 32 (17): 3739 -3742.

[21] 纪仲秋, 张静, 姜桂萍, 等. 老年男性与青年男性静态平衡能力的差异性研究 [J]. 中国康复医学杂志, 2019, 34 (6): 648 -655.

[22] 邓浩荣, 黄正卿, 黄谞熠. 星形偏移平衡测试的信度研究 [J]. 中国城乡企业卫生, 2021, 36 (1): 92 -94.

[23] 樊蓉芸, 郝莹, 贺锋. 高原老年女性动态平衡能力的研究 [C] //第六届中国多巴高原训练与健康国际研讨会暨第二届高原科学与可持续发展分论坛论文摘要集. 2020: 89 -90.

[24] 程俊瀚. 世居高原、亚高原老年人体质健康特征分析及影响因素研究 [D]. 兰州: 西北师范大学, 2020.

[25] 游永豪, 温爱玲. 人体平衡能力测评方法 [J]. 中国康复医学杂志, 2014, 29

(11): 1099 - 1104.
[26] 肖春梅，邱君芳，李立坚. 老年人平衡能力的特征 [J]. 中国临床康复，2002，(21): 3248 - 3249.
[27] 李燕，黄丽华. 老年人平衡能力评估及干预的研究进展 [J]. 中华护理杂志，2019，54 (4): 603 - 608.
[28] 王博民，徐红旗. 人体平衡能力测评方法综述 [J]. 中国学校体育（高等教育），2016，3 (6): 63 - 68.
[29] 瓮长水，王军，王刚，等. Berg平衡量表在脑卒中患者中的内在信度和同时效度 [J]. 中国康复医学杂志，2007 (8): 688 - 690，717.
[30] 许光旭，高晓阳，陈文红. Fugl - Meyer运动功能评分的敏感性及实用性 [J]. 中国康复，2001 (1): 18 - 19.
[31] 肖灵君，廖丽贞，燕铁斌，等. Brunel平衡量表中文版的开发及信度研究 [J]. 中国康复医学杂志，2010，25 (2): 145 - 148.
[32] 肖春梅，王明铮，熊开宇，等. 老年人平衡能力的测试方法（综述）[J]. 北京体育大学学报，2001 (4): 494 - 496.
[33] 邓浩荣，黄正卿，黄谞熠. 星形偏移平衡测试的信度研究 [J]. 中国城乡企业卫生，2021，36 (1): 92 - 94.
[34] 屈萍. 星形偏移平衡测试在评价优秀蹼泳运动员核心训练效果中的应用 [J]. 武汉体育学院学报，2011，45 (9): 74 - 78.
[35] 吴华，阮辉，张新定. 功能动作筛查中评分者间信度的实证研究 [J]. 成都体育学院学报，2016，42 (6): 99 - 102.
[36] 肖春梅，陈晓光，李一. 老年平衡能力测试方法的研究 [J]. 北京体育大学学报，2003 (2): 201 - 203.
[37] 王红雨，张林. 70岁以上高龄老年人健康体适能特征及增龄变化研究 [J]. 中国体育科技，2015，51 (1): 121 - 126.
[38] 赵海霞. 身体功能性训练对三级智力障碍成年人日常生活活动的影响 [D]. 北京: 北京体育大学，2019.
[39] 王秀阳，王伟，许莉敏，等. 老年人身体平衡能力的影响因素及改善方法 [J]. 中国康复医学杂志，2015，30 (6): 631 - 634.
[40] 魏胜敏，高前进，王二利. 老年衰弱患者康复运动处方研究进展 [J]. 中国老年学杂志，2021，41 (2): 443 - 447.

第三章　高原老年人体质特征

体质是指在遗传变异的基础上，人体所表现出来的形态和机能相对稳定的特征。身体形态是指人体外部的形态和特征，一般以身高、体重、身体质量指数（BMI）进行衡量；身体机能指人的整体及组成的各器官、系统所表现的生命活动；身体素质一般指人体在活动中表现出来的力量、速度、耐力、灵敏、柔韧等。高原环境相对于平原、盆地较为特殊，有海拔高、气温低、紫外线强、日照时间长等特点，在这种特殊的环境中，人的体质特征也会产生相应的变化，呈现出一定的地域特点。

第一节　高原老年人身体形态特征

身体形态特征是体质人类学研究的重要内容，半个多世纪以来已广泛应用于生物学和医学的各个领域中。个人体型随年龄、环境、营养以及体质状态的不同而变化。通过人体身高与体重、围度和宽度等形态指标的比例关系，可以反映身体匀称度和体型特点。对人体结构进行观察与测量，不仅能够评价身体形态特征和相对运动能力，还可以及时反映身体的健康状况、达到预测疾病的目的。因此，研究身体形态变化规律可以更加深入地了解不同时期人体的体型特征，获取其身体健康信息。

一、身体形态概述

身体形态是指机体内外部的形态，外部形态特征包括身体的长度、宽度、围度及充实度等，内部形态特征包括心脏的纵横径和肌肉的横截面积等。良好的身体形态是身体机能和运动素质的基础，为人体提供运动的力学条件，具有专项可塑性[1]。通过对人体外部形态的测量，可以判定个体或群体的发育水平，从而探讨制约群体形态变化的诸多因素。

人体的形态结构是人体生理、心理功能及一切行为的基础，是反映人体体质状况的重要依据，是生长发育水平的体现，也是评价营养、卫生和健康的重要依据。老年人的身体形态随年龄、营养状况及疾病情况而改变[2]。反映老年人身体形态的指标有骨性结构的大小、内脏器官发育程度、肌肉发达程度、皮下脂肪厚度围度（胸围、腰围、臀围）和皮脂厚度（上臂部皮脂厚度、肩胛下角皮脂厚度、腹部皮脂厚度），及体内脂肪含量等。

人类身体形态发育水平取决于先天遗传和后天环境（自然、社会）两个因素，遗传决定生长发育的可能性，环境决定生长发育的现实性[3]。任何一个生物个体都不能长期存在，他们通过生殖产生子代使生命得以延续，子代与亲代之间在形态结构上的相似便是遗传的结果。而人体由于遗传和表型上的差异，对环境的适应也总是存在不同程度的差别。每一类人群都有自己特有的生活环境，并且演化出特定的结构和功能，以适应在这种环境条件下生存和延续。因此，除了遗传这项不可变因素外，其他外在因素如环境、经济、营养等，均是导致身体形态在不同人群中产生差异的重要因素。

二、高原老年人身体形态特征

（一）高原老年人身高、体重及BMI特征

身高也称“空间整体指标”，反映人体形态结构和纵向生长发育水平。体重是反映人体横向生长及围、宽、厚度、重量的整体性指标，不仅能反映人体骨骼、肌肉、皮下脂肪及内脏器官的发育状况和人体充实度，而且可以间接反映人体的营养状况[4]。身体质量指数（BMI）是反映身体充实度的指标，与脂肪的分布和蓄积关系密切，在国际上已较为广泛地将BMI指数视为评定超重和肥胖程度以及预测相关疾病危险性的指标。BMI一般划分为四个标准：BMI＜18.5千克/平方米为体重过轻，18.5千克/平方米≤BMI＜24.0千克/平方米为体重正常，24.0千克/平方米≤BMI＜28.0千克/平方米为超重，BMI≥28.0千克/平方米为肥胖[5]。通过对高原老年人身高、体重及BMI的特征进行分析（表3－1），可以充分了解其身体形态结构和充实度，为高原老年人制订科学合理的运动方案提供一定的数据参考。

表 3-1 青海省西宁市高原老年人身高、体重及 BMI 特征分析

性别	年龄（岁）	身高（m）	体重（kg）	BMI（kg/m^2）
男	60~64	1.70±0.05	70.26±10.06	24.12±3.14
	65~69	1.70±0.05	71.68±7.46	24.97±2.31
	70~74	1.68±0.06	68.66±10.06	24.23±3.01
女	60~64	1.59±0.06	61.67±8.02	24.43±2.67
	65~69	1.58±0.05	60.06±8.06	24.03±2.98
	70~74	1.57±0.05	60.36±7.42	24.40±2.74

不同性别、年龄段的高原老年人其身高、体重及 BMI 值各有特点。表 3-1 为本团队在青海省西宁市的测试数据，从身高、体重、BMI 值随年龄的变化情况来看，老年人身高、体重随着年龄的增长略有下降。男性老年人体重、BMI 值在 65~69 岁的年龄段中较高，整体呈“几”字形分布；女性老年人体重、BMI 值在 65~69 岁的年龄段中较低，整体呈“U”字形分布。超重是多种慢性病的重要危险因素，是慢性病发病率升高的重要诱因。慢性病病情反复、病程长，医疗费用较高，控制 BMI 并保持在正常的范围内，可以有效防治慢性病，减轻疾病负担。

（二）高原老年人身体围度特征

身体围度能够反映人体某个截面上骨骼、肌肉、器官、皮下脂肪等综合发育的水平，胸围、腹围、臀围之间的关系已经成为一些疾病如心脏病、糖尿病等的预警指标。

胸围是胸廓的最大围度，是人体宽度和厚度最有代表性的指标。腰围在一定程度上反映着腹部皮下脂肪和营养状况，是间接反映人体脂肪状态的简易指标。此外，腰臀比是腰围和臀围的比值，不仅是判定老年人肥胖与否的重要指标，更是心血管疾病的简易预测因子。通过测量分析高原老年人胸围、腰围、臀围及腰臀比（表 3-2），可以了解老年人身体围度特征，为老年人保持健康提供数据参考。

表3－2　青海省西宁市高原老年人身体围度及腰臀比特征分析

性别	年龄（岁）	胸围（cm）	腰围（cm）	臀围（cm）	腰臀比
男	60～64	95.25±6.12	94.03±7.15	97.56±6.92	0.96±0.05
	65～69	96.47±5.45	96.15±8.03	99.42±6.68	0.97±0.06
	70～74	96.40±6.97	94.46±7.76	98.29±6.50	0.96±0.07
女	60～64	94.98±8.00	87.84±9.79	95.89±8.25	0.92±0.08
	65～69	94.81±7.59	89.99±9.65	95.62±7.14	0.94±0.08
	70～74	94.36±9.41	92.0±10.88	96.72±8.71	0.95±0.09

不同性别、年龄段的高原老年人其身体围度和腰臀比均呈现出不同特点。从表3－2数据来看，高原男性老年人的身体围度和腰臀比较女性的数值偏高。相比于60～64岁老年人，65～69岁老年人的腰围及腰臀比均随着年龄增长而上升，腰围增加更为明显。腰臀比每提高0.085，患心血管疾病的风险增加39%[6]，因此，随年龄增长老年人腰臀比应得到重视。

（三）高原老年人皮脂厚度特征

皮脂厚度同身体围度一样，受环境、性别、生活习惯等多种因素的影响。对皮脂厚度进行测量分析，可以帮助我们了解皮下脂肪分布类型及胖瘦情况。通过对高原老年人皮脂厚度的测量与分析（表3－3），可以推算脂肪百分含量，评估肥胖，提升疾病预警效果。

表3－3　青海省西宁市高原老年人皮脂厚度特征分析

性别	年龄（岁）	上臂皮脂（mm）	肩胛皮脂（mm）	腹部皮脂（mm）
男	60～64	14.89±5.90	18.47±6.01	20.75±7.47
	65～69	15.07±5.43	19.75±6.05	21.73±6.87
	70～74	15.42±6.84	19.88±7.79	21.96±9.14
女	60～64	19.24±5.28	19.41±5.53	24.89±5.89
	65～69	19.07±5.58	19.64±6.86	24.14±7.56
	70～74	20.64±6.13	21.15±7.95	24.93±7.69

由表3－3数据可知，高原老年人的上臂、肩胛及腹部皮脂厚度随着年龄的

增长呈上升趋势。相对于老年男性，老年女性的皮脂厚度值较高，尤其是上臂和腹部皮脂厚度与男性老年人的差距较为明显。

第二节　高原老年人身体机能特征

一、身体机能概述

身体机能是指人的整体及其组成各器官所表现出的生命活动。运动素质的高低由各器官系统的机能水平决定，如心肺机能决定耐力素质能力，快肌纤维决定快速力量能力。身体机能绝大多数指标由遗传决定，如最大心率和最大摄氧量的遗传度分别为85.9%和93.4%[6]。

国民体质的身体机能指标包括脉搏、血压、肺活量及台阶指数，用于反映人体心肺功能、生命体征等。目前，我国使用最广泛的身体机能指标是脉搏（心率）和血压。

二、高原老年人身体机能特征

（一）高原老年人血压特征

血压是将血液输送到全身各部位所需要的压力，包括收缩压和舒张压。安静状态下，我国健康成年人的收缩压为90～140毫米汞柱，舒张压为60～90毫米汞柱。当血压过低时，供血量减少，组织代谢无法满足，会因缺血、缺氧引发各种疾病；当血压过高时，心室射血遇到的阻力变大，会增加心脏负担，长期持续高压将会引起心室扩大、肥厚，严重时将导致心力衰竭，诱发动脉粥样硬化、脑溢血和冠心病等。下面是本团队对青海省西宁市高原老年人血压进行调查的结果（表3－4）。

表 3-4　青海省西宁市高原老年人血压特征分析

性别	男			女		
年龄（岁）	60~64	65~69	70~74	60~64	65~69	70~74
收缩压（mmHg）	131.58±14.75	135.42±14.99	136.98±13.69	132.03±17.94	136.16±17.73	138.00±17.73
舒张压（mmHg）	82.18±9.84	83.42±12.04	83.83±6.27	79.16±10.44	80.51±10.09	80.96±9.13

同一年龄段，高原女性收缩压高于男性，舒张压却是男性高于女性。65~69 岁的老年人血压收缩压上升较为明显，舒张压较为平稳。同《2014 年国民体质监测公报》[7]公布的全国平均收缩压（129.2 毫米汞柱）和舒张压（79.2 毫米汞柱）相比，高原老年人血压高于全国平均值。这与高原地区老年人高血压的患病率高，且高原低氧、低温环境易导致老年人患高血压的研究结论一致[8]。

空气中的氧气含量随着海拔升高而降低，机体为了获取必要的氧气维持生命，心脏工作效率自然会升高。长此以往会使血管的弹性降低，血液流通压力加大，血压随之升高。同时，干燥寒冷环境下，血液黏稠度增加使得血管的外周阻力增大、血容量增加，这些均会导致高原老年人的血压升高。研究表明，中高海拔地区的老年人经常参加适当强度的运动可以降低血管僵硬度、提高心率变异性、增强心脏和血管对各器官和组织的供血供氧功能，对防治高原地区心血管疾病具有重要意义[9]。

（二）高原老年人心率特征

心率是循环系统机能的生理指标，健康成人心率在 60~100 次/分钟[10]。心率是一种易获得且能够敏感地反映自主神经系统功能的临床指标，常用于评价人体健身运动的强度。多项研究表明，在一般人群中，较快的心率与心血管疾病患病风险增加及死亡相关[11,12]。

青海省西宁市高原老年人平均心率均高于全国健康成人平均水平（72 次/分钟）（表 3－5），不论是心率较快或是心动过缓都不利于身体健康，对老年人来说，当心率处于 80～90 次/分钟或更高水平时，死亡风险显著增高[13－14]，我们应当充分重视 60 岁以上老年人群尤其是心率大于 80 次/分钟人群的心率监测，以便对早期疾病隐患采取积极干预措施[15－16]。心动过缓是指成人每分钟的心律频率低于 60 次[17]，而长期生活在高海拔地区的人群，由于缺氧使呼吸加速，导致迷走神经张力增高，出现窦性心动过缓的症状较为多见[18]。低温、缺氧、药物或基础疾病引起的心动过缓均应引起重视，建议老年人定时进行体检以保证机体健康。

表 3－5　青海省西宁市高原老年人心率特征分析

性别	男			女		
年龄（岁）	60～64	65～69	70～74	60～64	65～69	70～74
心率（次/分钟）	75.04±10.40	74.85±9.20	74.18±10.43	74.98±9.50	75.57±8.56	74.70±8.59

第三节　高原老年人身体素质特征

一、身体素质概述

身体素质指人体在肌肉活动中表现出来的各种基本活动能力，身体素质的好坏直接反映人们日常生活能力的强弱[5]。身体素质也是人体在中枢神经调节下，各器官系统功能的综合表现，如力量、耐力、速度、灵敏、柔韧等机体能力。一般身体素质指标如下：

（1）力量，指整个身体或身体某个部位的肌肉在收缩和舒张时所表现出来的能力。常用测试指标有立定跳远、仰卧起坐、引体向上、俯卧撑、握力、背肌力、腹肌力等。

（2）速度，指在单位时间里完成动作的次数或身体快速移动的位移。可以反映人体神经系统与肌肉的协调配合程度，也可以综合反映人体的爆发力、灵敏、柔韧等。其表现形式有反应速度、动作速度和位移速度。常用测试指标有

50 米跑、4 秒冲刺跑等。

（3）耐力，指人体长时间进行肌肉活动的能力，也称抗疲劳能力。耐力素质包含肌肉耐力、心肺耐力和全身耐力，与肌肉组织和心肺系统以及身体其他基础系统的功能密切相关。测试指标有 1000 米跑（男）、800 米跑（女）等。

（4）灵敏性，指人体在复杂多变的条件下，对刺激作出快速、准确的反应，灵活完成动作的能力。灵敏性是一种综合性的能力，需要速度、平衡、柔韧等多要素共同协调实现。测试指标有立卧撑、4 × 10 米往返跑、反复横跨等。

（5）柔韧性，指人体各个关节活动幅度、关节周围组织（跨过关节的韧带、肌腱、肌肉、皮肤及其他组织）弹性和伸展性的表现，是人体运动时加大动作幅度的能力。柔韧性在提升受伤的预感性和可能性、保持肌肉的弹性和爆发力、维持身体姿态等方面都具有很重要的意义。柔韧性的好坏，不仅取决于身体结构，而且取决于神经系统支配骨骼肌的机能状态。测试指标有坐位体前屈、劈叉等。

二、高原老年人身体素质特征

（一）高原老年人力量素质特征

力量素质是人体日常活动的最基本保证，许多退行性疾病如颈椎病、关节炎、腰肌劳损、肌肉筋膜炎等都与人体力量素质下降有关，而这些疾病在老年群体中最为常见。导致这些疾病的原因除意外事故外，大多是由于肌肉力量的下降导致身体姿势不平衡而产生的。下面是本团队对青海省西宁市高原老年人的力量素质的调查分析（表 3 – 6）。

表 3 – 6　青海省西宁市高原老年人力量素质特征分析

性别	男			女		
年龄（岁）	60 ~ 64	65 ~ 69	70 ~ 74	60 ~ 64	65 ~ 69	70 ~ 74
握力（左）（kg）	35.23 ± 7.95	35.02 ± 6.59	32.39 ± 7.57	21.10 ± 5.09	19.74 ± 4.34	17.30 ± 5.25
握力（右）（kg）	36.48 ± 8.83	36.13 ± 6.97	33.85 ± 8.35	21.73 ± 5.18	20.39 ± 4.21	17.79 ± 5.02

续表

性别	男			女		
年龄（岁）	60 ~ 64	65 ~ 69	70 ~ 74	60 ~ 64	65 ~ 69	70 ~ 74
握力均值（kg）	35.86 ±8.06	35.57 ±6.49	33.12 ±7.52	21.42 ±4.81	20.07 ±4.01	17.54 ±4.98
仰卧起坐（个）	3.15 ±5.65	3.15 ±5.26	2.02 ±3.66	1.96 ±3.70	1.77 ±2.77	1.38 ±2.78

由表 3 –6 可知，高原男性老年人力量大于女性。老年人的握力、核心力量随着年龄的增长而下降，特别是处于 70 ~ 74 岁年龄段的老年人力量素质下降较为明显。人体步入老年后，由于生理功能下降及体力活动的相对减少造成肌肉萎缩、体重减少，会使老年人的力量素质迅速下降，导致关节功能失调、行动能力受限、身体健康水平下降等一系列不良后果。现有研究表明，握力每下降 5 公斤，因疾病死亡的风险就会增加 16%，其中，心血管发病率和死亡率分别上升 7% 和 17%，中风的风险上升 9%[19]。

在人的一生中，肌肉的适应能力是变化的、可训练的。当人们对肌肉进行适当的刺激，其质和量会随着我们对力量的需求而产生变化。当人们对于力量的需求高时，肌肉就会逐渐增生；而当人们对力量需求低时，肌肉就会逐渐萎缩，并出现受累肌肉的虚弱[20]。因此，老年人进行适当的力量训练不仅可以使肌肉保持强壮，而且能够使肌腱、韧带和骨骼都得到锻炼。肌肉力量增强后，关节稳定性也会增强，很大程度上能够降低摔倒、骨折的风险，防止或者延缓慢性疾病，使老年人拥有更高的生活质量。

（二）高原老年人速度及协调能力特征

身体的协调能力是人体不同部位协同配合完成身体活动的能力，是肌肉神经系统、时间感觉、空间感觉以及环境观察与适应调整能力的综合表现[21]。通过对高原老年人进行速度及协调能力的测试分析，可以了解老年人在运动中的速度及协调能力的基本特征，对提升老年人体质策略的制定具有积极意义。从数据变化情况来看（表 3 –7），高原老年人的速度素质随着年龄的增长而下降。同时，高原男性老年人速度及协调能力的下降速度要低于女性老年人。

表3－7　青海省西宁市高原老年人速度及协调能力特征分析

性别	男			女		
年龄（岁）	60～64	65～69	70～74	60～64	65～69	70～74
10米障碍（s）	8.66±1.42	9.18±1.83	9.22±1.83	9.40±2.06	9.69±2.14	10.88±2.35

（三）高原老年人耐力素质特征

耐力素质主要包括心肺耐力和肌肉耐力，心肺耐力是健康体适能各要素中最重要的一项。心肺耐力素质与心血管系统、呼吸系统密切相关，是健康评价的重要指标，心肺耐力水平良好与否直接影响个人的身体健康。此外，通过心肺耐力水平还可以有效评价运动锻炼效果，探索准确而又简易的测量心肺耐力水平的方法，具有重要的社会意义[22]。现有的心肺耐力水平测量方法包括直接测试法和间接测试法，而间接测试法中又分为场地测试法和实验室测试法。6分钟步行试验是一种较为传统的、成熟的且适用于中老年人的评价心肺耐力水平的方法[22]。通过对老年人耐力素质进行测试与分析发现（表3－8），高原老年人的耐力素质随着年龄的增长有不同程度的下降，65～69岁的男性老年人及70～74岁的女性老年人耐力下降较为明显。

表3－8　青海省西宁市高原老年人耐力素质特征分析

性别	男			女		
年龄（岁）	60～64	65～69	70～74	60～64	65～69	70～74
6分钟步行（m）	475.66±101.74	459.58±89.38	448.83±91.79	426.76±84.05	417.17±86.45	395.91±89.22

（四）高原老年人柔韧素质特征分析

老年人柔韧素质主要表现在进行体育锻炼时是否具有较好的自由支配动作的能力，以及在较为简单的运动中是否具有容易完成动作的能力。老年人在参加体育活动的过程中，下肢拥有良好的柔韧素质对预防运动损伤或跌倒具有重要意义[23]。通过对高原老年人柔韧素质进行测试与分析发现（表3－9），高原老年人柔韧素质随着年龄的增长有不同程度的下降，70～74岁年龄段下降较为明显。

表3－9　青海省西宁市高原老年人柔韧素质特征分析

性别	男			女		
年龄（岁）	60～64	65～69	70～74	60～64	65～69	70～74
坐位体前屈（cm）	40.07±10.34	39.41±10.38	37.92±11.09	43.77±9.85	42.69±9.83	37.33±11.80

（五）高原老年人平衡能力特征

平衡能力是指人体控制自身稳定性的能力，包括维持某种姿势的能力或受外作用力冲击时调控机体保持平衡的能力[24]。平衡能力主要分为静态平衡能力和动态平衡能力。考虑便捷和安全因素，本书主要通过测量高原老年人睁眼单脚站立时间来评价老年人的平衡能力。

表3－10　青海省西宁市高原老年人平衡能力特征分析

性别	男			女		
年龄（岁）	60～64	65～69	70～74	60～64	65～69	70～74
睁眼单脚站立（s）	23.60±28.51	21.49±18.76	17.34±21.70	29.06±26.92	19.50±24.77	17.85±24.69

表3－10中的数据显示，老年人的平衡能力与年龄具有相关性，但非线性相关。高原老年人的平衡能力随着年龄的增长有不同程度的下降，女性老年人下降速度更快。其中，70～74岁的男性、65～69岁的女性下降较为明显。60岁是人体平衡能力变化的重要拐点，60岁以前个体的平衡能力普遍稳定且理想，60岁后逐年呈现下降趋势，每5年下降10%左右，80岁之后平衡能力下降会更加迅速[25]。

参考文献

[1] 王卫星. 体能训练理论与实践 [M]. 北京: 高等教育出版社, 2012.

[2] 王峰. 中国养老机构中老年人身体形态的灰色预测 [J]. 中国老年学杂志, 2018, 38 (17): 4276-4279.

[3] 王俊龙. 人体形态逻辑: 生物逻辑学研究 [J]. 湖南师范大学自然科学学报, 2012, 35 (2): 80-85.

[4] 汪振环, 彭莉, 罗莉斯. 重庆市老年人身体形态、素质状况的动态变化 [J]. 中国老年学杂志, 2019, 39 (9): 2264-2266.

[5] 吕世龙, 马志君. 牡丹江市60~69岁老年人体质健康状况调查分析 [J]. 体育科技, 2020, 41 (4): 77-78.

[6] 殷可意, 傅维杰, 李海鹏, 等. 上海市老年人腰臀比肥胖类型与握力的相关性 [J]. 中国老年学杂志, 2015 (24): 7185-7186.

[7] 国家体育总局. 2014年国民体质监测公报 [EB/OL]. [2015-11-25]. http: //www.sport.gov.cn/n315/n329/c216784/content.html.

[8] 代青湘, 李占全, 王红心, 等. 不同海拔高度藏汉族老年人血压变化的特点及影响因素 [J]. 高原医学杂志, 2011, 21 (4): 14-18.

[9] 褚以德, 朱爱琴, 黄郁玲, 等. 经常运动对高原地区健康老年人心血管功能及血液相关指标的影响 [J]. 高原医学杂志, 2011 (1): 6-11.

[10] 杨慧君. 基于心功能、血液、体成分指标预测大学生最大摄氧量的研究 [D]. 北京: 国家体育总局体育科学研究所, 2020.

[11] Tadic M, Cuspidi C, Grassi G. Heart rateasa predictor of cardiovascular risk [J]. Eur J Clin Invest, 2018, 48 (3): 552-564.

[12] Custodis F, Roggenbuck U, Lehmann N. Resting heart rate is an independent predictor of all-cause mortality in the middle aged general population [J]. Clin Res Cardiol, 2016, 105 (7): 601-612.

[13] 刘阳, 王旭萍. 高原暴露人群动脉血压变化与急性高原病的相关性分析 [J]. 高原医学杂志, 2014 (3): 28.

[14] 张朝霞, 王东林, 赵兰君. 高海拔地区居民高血压患病及影响因素分析 [J]. 中国公共卫生, 2009, 25 (9): 1131-1132.

[15] 李晓飞, 孙凯, 陈敬洲. 合并快静息心率的高血压患者的临床特征分析 [J]. 中国循环杂志, 2017, 32 (7): 665-668.

[16] 王月波, 尹潞, 成小如, 等. 我国老年人心率与死亡风险的相关性研究 [J]. 中国循环杂志, 2019, 34 (9): 877-881.

[17] 王艳萍. 高原老年人心动过缓334例临床分析 [J]. 实用医院临床杂志, 2008

(5): 140.

[18] 王新冰, 刘换霞. 中西医结合治疗窦性心动过缓的研究进展 [J]. 实用临床医学, 2017, 18 (4): 106-107.

[19] Sayer A A, Kirkwood T B L. Grip strength and mortality: a biomarker of ageing [J]. The Lancet, 2015, 386 (9990): 226-227.

[20] 崔熠可, 肖惠, 赖玉清, 等. 老年人体质的主要特点和测评方法的研究进展 [J]. 中华疾病控制杂志, 2018, 22 (4): 411-415.

[21] 韩志强. 下肢肌力并协调能力训练对老年人骨骼肌含量及运动功能的影响 [J]. 中国老年学杂志, 2015 (6): 1470-1472.

[22] 宋壮. 六分钟计步间接评价中老年人心肺耐力水平可行性研究 [D]. 济南: 山东师范大学, 2019.

[23] 周艳, 杨宁. 老年人下肢柔韧性测量方法探析 [J]. 当代体育科技, 2016, 6 (15): 13, 15.

[24] 游永豪, 温爱玲. 人体平衡能力测评方法 [J]. 中国康复医学杂志, 2014, 29 (11): 1099-1104.

[25] 沈贤. 我国老年人体质状况分析 [J]. 才智, 2015 (26): 290.

第四章　高原老年人生活方式与健康

广义的生活方式指人们在一定的社会条件制约和一定的价值观指导下形成的满足自身需要的生活活动特征及其表现形式。狭义的生活方式是指人们日常生活活动特征及其表现形式，包括工作（学习）活动、基本生理需要活动（睡眠、吃饭、穿衣、洗漱、如厕等）、闲暇活动（消费购物、社会交往、文化娱乐等）和其他生活活动（锻炼、喝酒、抽烟、就医等）[1]。据世界卫生组织统计，中国近80%老年人的死亡可归因于饮食风险、高血压、吸烟、空腹血糖升高、空气污染和缺乏锻炼[2]。健康的生活方式是提升老年人生活质量、提高老年人幸福感的“法宝”。本章节从高原老年人居住模式、生活习惯、健身行为三个方面展开研究，旨在为提高老年人健康意识、增加老年人健康知识、形成健康生活习惯提供指导。

第一节　高原老年人居住模式与健康

人口老龄化是当前及未来很长一段时间内突出的全球性社会问题。我国作为人口大国，随着经济社会的快速发展，城乡二元结构不断加剧，老龄化进程呈现出高速、高龄、人口基数大、地区差异大等特点。在老龄化进程中，老龄化的居住模式会随着家庭结构的变化而发生改变，一直以来家庭养老是我国最重要的养老方式。然而，随着人们家庭观念的变化和人口迁移流动性的增加，老人与子女共同居住以安度晚年的传统模式正在被打破。本节将以此为出发点，研究不同居住模式对老年人健康状况产生的影响。

一、老年人居住模式的整体情况

北京大学医学部对北京市某城区10个居委会的2109户（3011名65岁及以上）老年人进行居住模式调查后发现[3]：

（1）老年人居住模式的整体情况。按户进行统计，数量排在前四名的居住模式排序为：单亲和成年后代（30.30%）、夫妻家庭（25.04%）、双亲和成年后代（23.99%）、单身（17.16%）；按个人进行统计，数量排在前四名的居住模式排序分别是：夫妻家庭（32.28%）、双亲和成年后代（30.22%）、单亲和成年后代（21.72%）以及单身（12.09%）。两种统计方式的结果中，位居前4位的居住模式略有不同，人数上的差异带来居住模式上排序的差异。但值得注意的是结果中夫妻家庭的居住模式占比最高[3]。

（2）年龄分组下的老年人居住模式。分别对各年龄段老年人的居住模式进行排序，并将各年龄组排序前两位的居住模式列举出来，具体见表4－1。65～69岁年龄组老年人的主要居住模式是双亲和成年后代家庭（40.54%）与夫妻家庭（31.18%）；70～74岁年龄组的主要居住模式是夫妻家庭（38.05%）与双亲和后代家庭（31.36%）；75～79岁年龄组的主要居住模式是夫妻家庭（34.05%）与双亲和成年后代家庭（24.92%）；80～84岁年龄组的主要居住模式是单亲和成年后代家庭（36.66%）与夫妻家庭（26.18%）；85岁及以上年龄组老年人的主要居住模式为单亲和成年后代家庭（40.36%）与单身家庭（27.11%）。在85岁以下的年龄组中，夫妻家庭这一居住模式均进入了前两位；85岁以后，居住模式逐渐转向单亲和成年后代，且单身家庭较多。

表4－1　各年龄组被调查老年人居住模式比较

居住模式＼年龄	65～69岁		70～74岁		75～79岁		80～84岁		85岁及以上	
	频数	占比（%）	频数	占比（%）	频数	占比（%）	频数	占比（%）	频数	占比（%）
单身	63	6.77	85	9.32	94	15.61	77	19.20	45	27.11
夫妻	290	31.18	347	38.05	205	34.05	105	26.18	25	15.06
单亲和成年后代	134	14.41	164	17.98	142	23.59	147	36.66	67	40.36
双亲和成年后代	377	40.54	286	31.36	150	24.92	69	17.21	28	16.87
单亲和未成年后代	51	5.48	21	2.30	10	1.66	3	0.75	1	0.60
双亲和未成年后代	11	1.18	6	0.66	1	0.17	0	0.00	0	0.00
兄弟姐妹	4	0.43	3	0.33	0	0.00	0	0.00	0	0.00
合计	930	100.00	912	100.00	602	100.00	401	100.00	166	100.00

（引自：何敏媚，吴明．北京市某城区老年人居住模式与健康状况关系初步分析——以EQ－5D为健康测量量表［J］．中国老年学杂志，2009，29（4）：478－481.）

二、居住模式的变化及特点

居住模式是一个大的范畴，包含家庭模式，但家庭模式与居住模式的分类标准略有不同。居住模式按照居住人数可分为小家庭和大家庭；以代际层次划分可分为一代人家庭、二代人家庭、三代或三代人以上家庭；以亲属关系为标准又可划分为核心家庭、主干家庭、联合家庭等。老年人家庭模式存在多样化的特点，按照以上居住模式进行分类并不适宜。因此，本书在亲属关系标准以及现有资料的基础上，将老年人家庭居住关系划分为单身家庭、夫妻家庭、单亲和成年后代家庭、双亲和成年后代家庭、双亲和未成年后代家庭、单亲和未成年后代家庭、兄弟姐妹家庭类型，如此划分涵盖了诸多要素，如人员及其数量，人员的角色、性别及人员之间的关系等。

随着我国经济体制的转变，社会关系乃至家庭各成员间的关系也随之发生变化。居住模式可以反映老年人在家庭中的地位，以及老年人在需要心理支持、经济支持、物质支持等方面的难易程度，而能否获得他们需要的社会支持是影响除身体之外的心理以及社会性健康状况的重要因素。调查结果显示，夫妻家庭是老年人最主要的家庭模式。随着年龄的增加，单身家庭、单亲和成年后代（子代和孙代等）家庭逐渐成为家庭模式的主流，这与曾毅根据 2000 年人口普查得到的研究结果（单人户和夫妻户增长很快）高度一致。

三、高原老年人居住模式

2015 年我国 60 周岁以上的老年人已有 2 亿多人，占我国总人口的七分之一[4]。兰州市常住人口中，65 岁及以上人口为 317003 人，占总人数的 8.77%，同 2000 年第五次全国人口普查相比，上升 3.13 个百分点[5]。本书对两种不同居住模式下兰州市老年人健康状况进行对比，探讨影响城市老年人健康状况的相关因素。希望这一研究能引起社会及家庭对老年人健康的关注，同时为我国老年人健康事业的发展和完善提供科学依据。

本次调查样本量为500，有效样本量为482，其中男性239人，女性243人（表4-2）。调查对象中，65~69岁的老年人总数低于其他两个年龄段的老年人数，各个年龄段的人数分布趋于均衡，符合甘肃省60岁以上男性老年人的健康寿命相对于女性老年人较短的社会情况[6]。

表4-2 研究对象的基本信息（n=482）

	年龄			性别		职业							
	60~64	65~69	70~74	男	女	机关事企	专业技术	办事	商业服务	各类生产	运输操作	军人	其他
人数（人）	168	144	170	239	243	44	23	8	52	307	18	28	2
百分比（%）	34.9	29.9	35.3	49.6	50.4	9.1	4.8	1.7	10.8	63.7	3.7	5.8	0.4

社会环境对人的影响是潜移默化、深远持久的。同样，不同的职业也会对人产生不同的影响。调查对象中，人数最多的是各类生产人员，以工人为主，占总人数的63.7%，兰州市作为西北地区重要的工业基地，工人所占比例较大。商业、服务人员占比10.8%，国家机关、事业、企业单位人数占9.1%，军人占5.8%，专业技术人员占4.8%，运输操作人员占3.7%，办事人员占1.7%。职业的差别，对退休后生活习惯、锻炼方式及养老模式的选择均有不同程度的影响（表4-2）。

（一）居住模式的整体情况

分析兰州市老年人居住模式后发现（表4-3），空巢居住模式的老年人占总人数的73%，空巢模式居住的老年人数是家庭模式的2倍多，表明兰州市老年人居住模式分布极不平衡，全国其他城市老年人的居住模式也具有相似的特点[7]。家庭模式居住的老年人随着年龄增长，人数呈上升趋势。这种现象大概是由于老年人在60多岁时，身体状况良好，自理能力较强，一般会选择独居，而随着年龄的增长，身体、生活能力都有所下降，部分老年人会到子女身边居住。

表4-3 兰州市老年人居住模式分布表（n=482）

居住模式	年龄（岁）			总计（人）	百分比（%）
	60~64	65~69	70~74		
空巢模式	123	115	114	352	73
家庭模式	46	36	48	130	27

（二）不同居住模式下高原老年人的健康状况

本研究通过对兰州市老年人在空巢和家庭居住模式下的躯体活动及自我感知两个健康指标进行差异分析，探讨不同居住模式下城市老年人的健康状况（见表4－4）。

表4－4　不同居住模式下老年人的健康状况调查结果（n＝482）

	空巢模式	家庭模式	F	P
躯体活动	28.50±3.81	28.83±3.17	3.929	0.378
自我感知	12.26±1.82	13.33±1.65	0.261	0.000**

注：** 表示在0.01水平（双侧）上存在显著差异。

通过分析发现，家庭模式的两个健康评价指标的得分平均值均好于空巢模式，其中自我感知得分差异明显，说明老年人在家庭模式下居住更有益于身心健康。相比与子代居住的老年人，独自居住或住在各类养老机构中的老年人等与子女分居的老年人更易产生消极情绪，健康状况也相对较差[8,9]。两种居住模式的老年人在自我感知、生活习惯上存在显著差异。

表4－5　老年人健康状况与影响因素间的相关分析（n＝482）

	空巢模式					家庭模式				
	生活习惯	体育锻炼	睡眠状况	自我感知	躯体活动	生活习惯	体育锻炼	睡眠状况	自我感知	躯体活动
生活习惯	1					1				
体育锻炼	0.042	1				－0.052	1			
睡眠状况	0.065	－0.006	1			0.115	－0.103	1		
自我感知	0.113*	0.606**	0.007	1		0.094	0.630**	－0.097	1	
躯体活动	－0.031	－0.037	0.017	－0.039	1	0.002	－0.048	－0.018	－0.011	1

注：* 表示在0.05水平（双侧）上显著相关；** 表示在0.01水平（双侧）上显著相关。

在对不同居住模式下影响高原老年人健康状况的因素进行研究发现（表4－5），空巢模式下老年人的生活习惯及体育锻炼与老年人自我感知具有显著正相关性。生活习惯和体育锻炼越好的老年人自我感知状况越好，反之自我感知状况较差。空巢模式下老年人躯体活动能力与生活习惯、体育锻炼之间均呈负相关，与睡眠状况间无显著相关性。家庭模式下的老年人自我感知状况与体育锻炼有显著正相关性，家庭模式下老年人的躯体活动能力与体育锻炼间呈负相关，与生活习惯及睡眠质量无显著相关性。据此，老年人应该积极参加体育锻炼，有利于提升躯体活动能力。

通过对空巢模式和家庭模式居住下的老年人健康状况进行对比分析可知，家庭居住模式下的老年人健康状况与空巢模式下的老年人健康状况差异较大[10,11]。两种模式下的老年人健康状况均受体育锻炼的影响，躯体活动能力均不受生活习惯影响。这与吸烟、喝酒的老年人躯体活动能力显著高于不吸烟、不喝酒老年人这一研究结果一致[12]，但与吸烟、喝酒不利于身体健康，对老年人躯体活动能力有负面影响的研究结果相反[13]，这也许与他们的吸烟量有一定的关系。同时，空巢模式下的老年人自我感知度受生活习惯的影响，而家庭模式下的老年人则不受生活习惯影响。

值得注意的是，空巢模式下老年人的居住模式十分复杂，如无儿无女无老伴的单居模式，有子女但分居的模式，有子女但在外地工作无法照顾的居住模式，有子女但工作日分居、周末合居模式，有退休金的单居模式及无退休金的单居模式等。这些老人在躯体活动、心理健康、幸福指数等健康状况方面是否也因此存在差异，尤其在精神状态上是否存在差异，都是本研究没有涉及的，还需要进一步的研究。

第二节　高原老年人生活习惯与健康

人体各类体力、脑力活动的有序开展，都有赖于机体能量、物质代谢的有效性。合理、健康的营养膳食是人体摄取营养的必要保障，良好的生活及睡眠习惯也严重影响着老年人的健康生活。为此，本节从高原老年人饮食、吸烟、饮酒、睡眠等角度入手，探查有利于老年人健康的诸多因素，为老年人健康生活保驾护航。

一、高原老年人饮食与健康

（一）食物供应

高原高海拔地区气候严寒、干旱，时有风雪冰雹，许多植物和家畜生长受到很大限制，导致粮食、蔬菜、水果和部分肉蛋类食品产量较低，许多食品依赖低海拔地区供应。因此，在采购和供应食物时应注意：

（1）品种多样、便于烹调的食物有利于调剂就餐种类和口味。

（2）选择质量优良、富含营养素的食物。

（3）适当供给调味品和刺激食欲的食品，如辣椒、姜、葱、蒜、酱油粉、醋、味精等。

（4）尽量保证供应充足的新鲜蔬菜和水果。

（5）严寒季节运输不便，可提前储备鸡、肉、鱼、蔬菜和水果罐头及脱水菜等。

（6）有的地区易发生缺碘性甲状腺肿，应注意供应含碘多的食物。

（7）高原运输线长，在运送食物时，夏季应注意预防霉烂变质，冬季应注意预防冻裂、冻坏。如有条件，可饲养家畜，生产蛋、肉、乳类食品，还可修建暖房，生产蔬菜，就地供应。

（二）食物烹调

初入高原时，人们的食欲普遍下降，所以应特别注意饮食搭配及烹调方法，保证所需营养素的摄取。在初进高原途中，主副食品的供应要注意多样化，如米饭、馒头、烤饼、稀饭、炒菜、汤菜、咸菜等，并可供给水果、糖果、点心和饮料等，使就餐人员能得到足够的能量和液体。进入高原后，要注意变换膳食品种，以增进食欲，保障营养状况，加快人体对高原环境的适应能力。在沸点低、食物不易煮烂的地区，要使用高压锅。在寒冷季节，应注意烹调后食品的保温。

（三）食物保存

在高原地区，应格外注意对食品的保存。粮食、罐头、干菜、调味品等应存放于库房（或屋内）或帐篷内，并要注意防鼠虫害，切勿放在露天场所使之遭受风吹雨淋而霉烂变质。新鲜蔬菜、水果在热天应放在阴凉通风处，可延缓霉烂，在冷天应放在温暖干燥处，以防受冻。

（四）食物的有效利用

在高原地区，对供应的食物要尽量做到有效利用，发挥其应有的营养价值，如绿豆、大豆可以生豆芽，拓展维生素C的来源；大豆可做豆腐或豆浆，提高蛋白质的消化利用率。蔬菜易被丢弃的部分如芹菜叶、萝卜缨等含维生素较高，都可食用。如果在高海拔地区做霉豆或霉豆腐，要严防杂菌混入，否则极易食物中毒。如有效利用食物尚难保证人体对维生素的需要时，可以通过食用维生素（A、B、C）制剂来预防维生素缺乏症的发生。

（五）饮水卫生

水和氧是机体赖以生存的必需物质，水质的好坏直接决定人体健康状况和生存状态。一个人只饮水不吃食物能存活20～30天，如果不饮水仅能存活5～6天，可见饮水卫生对维持人体生命和健康生活的重要性。在高原野外作业时，重视和搞好饮水卫生对进驻高原者的健康保障具有现实意义。饮水应达到的基本要求为：

（1）高原地理结构十分复杂，水的来源方式众多，要认真寻找水质好、流量充沛、周围环境干净卫生、远离污染的水源，避免人畜同饮，一般用水和生活用水不能同放共储。

（2）水源水质必须符合国家饮水卫生标准要求。

（3）应重视饮水的净化处理，凡是水质欠清亮，含有害化学成分和微生物的水都应做净化处理，如明矾混凝沉淀、煮沸和氯化消毒等，以保证饮水卫生，防止介水传染病。

（六）野生动植物的利用

在高原特殊地区，由于食物供应受阻或供应的食物过于单一，难以保证人体需要时，可在能采集到野生植物的季节和地区，采摘野菜和野果食用，以补充营养素的来源。但要注意辨别有毒和可食植物，防止中毒。在必须捕获野生动物食用时，要严防伤害各级各类国家保护动物。此外，在高寒或无人居住的地区，燃料不易获得，所以在出发时应注意携带。

二、高原老年人吸烟与健康

众所周知，吸烟对人体健康会造成多种不良效应。西藏自治区疾病预防控制中心的一项调查发现，西藏自治区公务员的吸烟率为36.0%，其中男性吸烟率为

54.9%，女性吸烟率为8%。另有一项调查发现，高原边防某部军官吸烟率为75.0%，士兵吸烟率为41.2%。这些群体吸烟率均高于全国平均水平，反映出在高原地区控烟与戒烟的迫切性和重要性。

（一）吸烟对人体的危害

烟草燃烧可释放4000多种化合物，其中有2000多种是烟草自身所固有的。烟草燃烧时产生的有毒化学物质中，一氧化碳、尼古丁、烟焦油和放射性物质等对人体的危害极大。

吸烟对心血管系统的损害：烟雾中携带的一氧化碳会减少进入心肌的氧含量，而吸入的尼古丁使心脏做功增加，增大了心脏耗氧量，最终可导致心肌缺氧，增加心脏冠状动脉粥样硬化（变窄）和心肌梗死的发病率。动脉粥样硬化首先表现为大动脉内侧有脂肪沉积，进而逐渐堵塞动脉管腔，通常会引起“中风”和外围血管缺血等疾病。据报道，吸烟者冠心病致死风险比非吸烟者高5~9倍。

吸烟对呼吸系统的影响：长期吸烟会导致肺功能损伤，出现胸闷气短、呼吸困难、肺部充血等症状，从而引起肺部器质性改变，大大增加罹患肺气肿、肺炎和相关疾病的风险，吸烟是引发肺癌的主要因素。长期以来，高原地区由于缺氧环境和经济发展水平等原因，农牧区结核病的发病率较高。长期吸烟会影响肺结核的治疗效果，因为吸烟会使人体的抵抗力降低，且易合并呼吸道疾病，如慢性支气管炎、肺气肿等，致使呼吸道引流不畅。吸烟还会降低人体对高原低氧的适应力，长期吸烟可损害肺功能，加重通气、血流比的失调程度，并导致动脉血氧分压（PO_2）逐渐下降，这是造成吸烟者脉搏血氧饱和度（SpO_2）稳定下降并呈渐进性加重的另一原因。加之吸烟后碳氧血红蛋白（HbCO）增高，O_2与Hb难于解离，必然导致高原吸烟者更容易出现组织缺氧的情况，从而影响其对高原低氧环境的适应力。研究发现，进驻海拔5000米后，吸烟者血细胞超氧化物歧化酶（SOD）活性下降约28%，过氧化脂质（LPO）水平显著升高，表明进入高原后，吸烟者体内自由基水平上升，抗氧化能力减弱。所以，在低氧的特高海拔环境中，吸烟进一步加重了体内自由基水平的紊乱，这显然无益于高原习服。或许，这也是吸烟者高原红细胞增多症发病率较高的原因之一。

怀孕期间吸烟的危害：孕妇吸烟对正在发育的胎儿有不良影响，可导致自然流产率、死胎率和产后死亡率上升。资料显示，孕妇吸烟可导致40%的胎儿在子宫内生长缓慢，不成熟率增加50%，异位妊娠概率增加2倍。吸烟会降低母体给胎儿的供氧量，使胎儿处于缺氧状态，导致分娩后智力发育缓慢，到适学年龄其智商低于非吸烟孕妇生下的后代。

被动吸烟的危害：吸烟时产生的烟雾可分为主流烟和侧流烟。前者指吸烟时直接吸入的烟雾，后者指烟燃烧时由烟头冒出的烟雾。侧流烟比主流烟有害物质含量更多，被动吸烟者吸入散发在环境中的侧流烟和吸烟者吐出来的主流烟也会产生不良后果。据报道，被动吸烟导致的冠心病死亡率比主动吸烟高20%～70%。

其他不良后果：吸烟不仅可以引起多种疾病，还会导致疾病恶化，影响治疗效果。吸烟会加速老年性痴呆病的发生，吸烟者比非吸烟者罹患老年性痴呆的时间早5年；吸烟易患白内障，嗜烟者患白内障的概率比一般人高；吸烟抑制胃黏膜的前列腺素合成，降低前列腺素水平，易引起消化道溃疡病，或导致溃疡病复发；吸烟还会影响生殖质量，尤其表现在对男子生精能力的影响；吸烟会诱发癌变，可导致口腔癌和咽喉癌，若伴随饮酒，患病风险更大，此外，每年有一半以上的膀胱癌患者因吸烟而致死，吸烟还会增加子宫癌的发病率，还有可能引发胰腺癌。有专家估测，美国所有癌症死者生前如果能及早戒烟，将有30%的人免遭癌症致死之祸。

（二）控烟与戒烟

控烟是一种社会群体的行动，戒烟则是一种个体行为。

1. 控烟对策

虽然近年来我国采取了一些积极的控烟措施，但成效并不显著，应该采取更有力、多方位的控烟措施。

政府支持：政府应从公众健康和人民福祉的角度考虑戒烟问题，改变从烟草经济、财政税收等角度看待吸烟问题的传统思路，将控烟政策纳入社会政策范畴，建立政府主导下的控烟长效机制，保障不吸烟者的权益，形成对烟草危害的遏制态势。2015年6月1日，被称为“史上最严”控烟令的《北京市控制吸烟条例》正式开始实行，北京市所有“带顶、带盖”的公共场合和公共交通工具内一律禁烟。

健康教育策略：我国居民对控烟知识认识不足，对吸烟危害认识不够，无论对哪个群体进行干预，健康教育都是必须的干预措施，同时也是控烟最有效的手段。健康教育应选择大众喜闻乐见、易懂易记的方式，按照居民文化、经济水平和心理因素制订传播计划、决定信息内容、选择宣传形式，才能收到事半功倍的教育效果。

社会支持策略：创造社会控烟支持环境。吸烟是复杂的心理和社会问题，吸烟者的戒烟，需要个人、家庭、社会全方位的关心、支持和参与。政府应加强工作场所监管力度，大众传媒应增加控烟宣传力度，使人群对控烟活动形成共识，营造在公共场所自觉控烟的氛围，建立良好的控烟社会环境。

特殊群体的榜样作用：教师、医务人员、干部是吸烟的特殊群体，通过在这些人群中实施禁烟措施，可形成上行下效的好风气，起到榜样作用。教师的言行极易影响学生的行为，青少年尝试吸烟和吸烟率的上升，在某种程度上受到了教师的不良影响。医务人员是掌握健康教育理论知识最为全面的群体，更是健康的倡导者、维护者和宣传者，医生能够在就诊时劝说患者戒烟，往往比其他宣传效果更佳。干部人群是社会交往的特殊主体人群，而吸烟在社交中占有特殊地位，戒烟应从干部做起，进而逐步扭转这种社交风气。

2．戒烟对策

目前，国内外戒烟方法按其戒烟原理可分为以下 5 类：

认知行为矫正法：通过电视、报纸、公益宣传等多种方式灌输“吸烟有害健康”的知识，并将之与吸烟者自身不愉快的经历结合在一起，使吸烟者真正产生与自己密切相关的恐惧感，增强吸烟者在心理和情绪上的戒烟动力。

尼古丁替代法：尼古丁替代法是以非吸烟的方式向体内补充尼古丁，以满足吸烟者烟瘾的需要，通过逐步减少尼古丁补充量，达到彻底戒烟的最终目的。目前，常用的尼古丁替代品有市场上的戒烟糖、戒烟口香糖、戒烟贴、戒烟膏药、鼻喷剂和吸入剂等。在此需要指出的是，目前市场出现的电子烟并非戒烟对策，其化学成分对人体伤害性更大，需要得到社会关注。

非尼古丁类药物：目前国外多使用可乐定（抗高血压药）、安非他酮（抗抑郁药）、抗焦虑药和尼古丁拮抗剂等进行戒烟，其机制是应用这些药物的中枢神经调控机制，改变吸烟者对香烟的感觉以达到戒烟的目的，同时可避免尼古丁替代剂的成瘾性。但应用该类药物戒烟尚缺乏充分的科学证据，在戒烟效果上也并不优于尼古丁替代剂，而且存在一定的副作用。

针灸疗法：通过调节神经系统来消除烟瘾，同时调节和改善脏腑功能。针灸戒烟是在戒烟者特殊穴位埋针，烟瘾发作时自己按摩穴位，使所埋的针刺激神经，从而达到戒烟的目的。该方法无痛苦、无毒副作用，但戒烟人群的反应差异性较大。这种结果固然与戒烟者各自的毅力有关，但受医师技术水平影响也较大。

药物治疗：通过药物作用，使神经系统对香烟气味产生敏感反应。吸烟者服药后，面对香烟会丧失兴趣甚至倍感恶心，心理上产生强烈反感，从而不想吸烟。这类产品费用低、无痛苦、效果好，能帮助吸烟者即时戒烟，属国内外最先进的戒烟方法之一，是有志戒烟者可选择的可靠方法。

三、高原老年人饮酒与健康

由于气候原因，高原世居、移居人群普遍喜爱饮酒。一项对青海部分地区饮酒行为的调查显示，藏族、汉族的整体饮酒率分别为66.47%和69.54%。其中危险饮酒者，即每次饮酒大于6个标准杯者（1个标准杯指半瓶或一听啤酒，或一小盅白酒，或一玻璃杯葡萄酒、黄酒）的人数分别占整体饮酒的27.67%和28.16%。

有一些人认为在高原饮酒可以预防或改善高原反应，这是错误的观点。饮酒会加速心跳，给尚未习服高原环境的心脏增加负荷；饮酒使全身血管扩张，加剧皮肤散热；饮酒还会增加人体耗氧量，并引起神经兴奋。因此，饮酒一定程度上反而容易诱发或加重高原反应。另外，在高原饮酒，还容易引起胃黏膜充血、糜烂而导致消化道出血。因此，初上高原应该严格控制饮酒，待较好地习服适应高原环境后，可少饮一点低度的青稞酒和红葡萄酒，但绝不可贪杯，更要严禁酗酒。

（一）过量饮酒对人体的危害

酒的主要成分是乙醇，别名酒精，乙醇经胃和小肠在0.5～3小时被完全吸收。对大多数成年人来说，饮酒的致死量为摄入纯乙醇205～500毫升。过度饮酒会对人体产生以下几种危害。

（1）急性酒精中毒。神经系统主要表现为记忆力减退、语无伦次、共济失调、兴奋、抑制，严重者出现抽搐，甚至昏迷；消化系统表现为恶心、呕吐、腹痛、消化道出血、急性糜烂性胃炎、胃出血，胃镜检查可见十二指肠球部溃疡、胃溃疡等；呼吸系统主要表现为呼吸加快、面色苍白、口唇发绀，严重者出现咳嗽、咳泡沫痰或粉红色泡沫痰，两肺中小水泡音等；循环系统主要表现为血压下降、心动过速，严重者出现心肌酶升高；心电图表现为心动过速，ST段下移，T波倒置。

（2）长期过量饮酒对神经系统的损害。长期过量饮酒可以改变中枢神经系统的结构和功能，引起大脑功能障碍。尸体解剖发现，慢性酒精中毒患者常伴有脑萎缩。另外，慢性酒精中毒患者一般都患有不同程度的神经—心理缺陷，尽管言辞能力相对完整，但空间感知和非言辞抽象及解决问题的能力较差，且慢性酒精中毒所致的脑损伤一般是不可逆的。约有10%的慢性酒精中毒患者会出现跟腱反射消失和震动觉减退等周围神经病变的体征，其中约70%出现在下肢，30%上下肢同时出现症状。

（3）长期过量饮酒对心脏的损害。有研究分析了163例酗酒者的心电图资料，其中87%显示异常。异常情况中，以ST－T段改变、心律失常、心室肥大及传导阻滞最为常见。而通过对560例酗酒者健康状况的调查表明，酗酒组心血管疾病患病率明显高于正常人群，相对危险性是正常人群的3.4倍。

（4）长期过量饮酒对肝脏的损害。乙醇对肝脏的损害非常严重。若每日摄入乙醇大于40克，且持续时间多于5年，那么48%的人会有不同程度的酒精性肝病。长期大量饮酒可引起谷氨酰转肽酶、丙氨酸氨基转移酶和天门冬氨酸转移酶异常，其异常程度与饮酒量成正比。酗酒可加速肝炎患者肝纤维化的进程，与肝硬化发生的危险性相关。高原地区大气压、氧分压低，长期生活在这种低氧的环境中，会造成肝脏的供氧不足。如果加上长期饮酒，且食用新鲜蔬菜和水果较少，将导致体内的各种微量元素及维生素含量失衡，势必加重肝损害。

（5）长期过量饮酒对肺的损害。酗酒对肺脏影响的研究结果不一致。有资料表明，长期酗酒者发生急性肺炎的概率增加，而这也是慢性酒精中毒者死亡的主要原因之一。

（6）长期过量饮酒对骨骼的损害。过量饮酒导致骨骼的重建和矿物质的形成发生变异，引起骨密度下降，故而酗酒可导致骨质疏松症。另外，酒精会抑制骨骼基质细胞增殖及向成骨方向转化，促使骨骼基质细胞向脂肪细胞转化。

（7）长期过量饮酒对消化系统的损害。酗酒可引起急性胃炎，饮酒的浓度越高，胃黏膜受损越严重。流行病学调查分析显示，饮酒是导致我国胃癌发生的重要危险因素，饮烈性酒的危险性高于低度酒。高原地区自然环境恶劣，当地人喜饮烈性酒，故而上消化道出血症较为多发。

（8）长期过量饮酒对生殖系统的损害。酒对性功能有抑制作用，常见于男性性功能障碍。研究发现，酗酒者中55%感到性欲下降，酗酒可能是造成男性不育症的原因之一。

（二）酒成瘾的预防和控制

饮酒问题决非仅仅是医学问题，还涉及公共卫生、社会、经济等领域。现针对饮酒行为提出干预措施，具体如下：

1．预防过量饮酒

（1）健康教育。开展多种形式的反酗酒宣传教育，提倡“适度饮酒”。

（2）加强法制建设，实行酒类专卖制度。与酒相关的生产、销售、税收等环节，应由国家有关部门共同商定，制订各项引导性政策，如减少酒的供应，提高法定饮酒年龄，缩短售酒期限等。

（3）早期发现酒滥用者，应进行康复治疗。医疗机构应将乙醇中毒的治疗和康复纳入工作范围内。

2．戒酒

（1）心理治疗。首先开展健康宣传教育，从思想上深刻认识过度饮酒的危害。刚开始戒酒时不能简单粗暴地搞“一刀切”，而应逐渐减少饮酒量及次数，并积极鼓励患者长期坚持，逐步增强戒酒的信心。

（2）药物戒酒。戒酒药物与酒合用，易造成恶心、呕吐的药效，使人体形成恶性条件反射，使酒精依赖者放弃饮酒。有些药物还会通过抑制体内某些酶的活性，减少酒依赖者在生理和心理上对乙醇的依赖。

四、高原老年人睡眠与健康

人的一生中，睡眠占据了近1/3的时间，对维持个体生存和正常生理、心理功能起着至关重要的作用。然而，在生活节奏日益加快、工作压力不断激增的当今社会，睡眠不足和失眠的现象极其普遍，急需重视。

（一）睡眠的概述及特点

睡眠，是人类不可缺少的生理现象。睡眠质量的好坏与人体健康密切相关，并决定着生活质量。人类的作息选择并非随意，而是由地球自转产生的昼夜明暗变化所决定的。睡眠自有其昼夜节律，按照时间变化决定着生物钟的运转，这与每个人的生命周期同步。如果这个规律被破坏，就很容易产生问题。

1．睡眠状态及特点

睡眠状态指人在睡觉时表现出来的形态，与清醒状态相对。睡眠有四个阶段：入睡、浅睡、深睡、延续深睡，每一阶段的特点如下[14]：

（1）入睡阶段：从昏昏欲睡开始，逐渐入睡，不再保持觉醒状态。此时，呼吸变慢，肌肉张力下降，身体轻度放松，睡眠者较易被外界声音或触动唤醒。

（2）浅睡阶段：又称轻度睡眠阶段。本阶段睡眠属浅眠或轻度至中度睡眠状态，睡眠者已不易被唤醒，此时肌肉进一步放松，脑电图显示梭状睡眠波。

（3）深睡阶段：此阶段睡眠者进入深度睡眠状态，肌张力消失，肌肉充分松弛，感觉功能进一步降低，更不易被唤醒。

（4）延续深睡阶段：本阶段是第三阶段的延伸，但并非是每个睡眠者都能进入的阶段，也不是每个睡眠周期都可达到的阶段。有的人睡眠不够深，就不能完全进入这一阶段。

2．睡眠时间及特点

睡眠时间是指人及动物的意识状态保持自然且有规律地暂时中止的情况下，能达到闭目安息、大脑皮质处于休息状态、体力得到恢复的过程时间[15]。睡眠时间可分为间断睡眠和连续睡眠。一般生活中所指的睡眠时间是指一天内总的睡眠时间，即所有处于睡眠状态的时间总和。人体生物钟建议晚上 22 点前入睡，早上 7 点前起床。早睡早起，可增强免疫力，有利于抗击病毒的入侵，进而提高工作效率。

（二）高原睡眠障碍

高原环境对人体睡眠的影响非常显著。对于短期居住高原的人群，睡眠质量下降会加重急性高原反应的症状，影响旅游观光或工作。对于长期居住于高原的人群，若长期伴有睡眠障碍，不仅会对生活质量及日常工作能力造成不良影响，还会导致各类心理、生理性疾病的产生，并可能诱发慢性高原病。

中国睡眠研究会 2003 年对全国 4 万份调查问卷的统计结果显示，高达 32% 的中国城市居民存在着不同程度的失眠症状，高于发达国家的失眠发生率。一项调查发现，西藏拉萨的睡眠障碍发生率高达 42. 20%[16]。

1．初入高原人群睡眠改变

（1）初入高原人群睡眠质量改变：当低海拔地区的人群快速进入高原，或高原久居人群到平原后重返高原，除头痛、头昏、胸闷、气促、恶心、呕吐等不适感外，还普遍受到入睡困难、易醒、醒后窒息感等睡眠问题的困扰。茨威格等利用匹兹堡睡眠质量问卷，调查志愿者由平原进入海拔6119米高原后主观睡眠量改变情况发现，志愿者在进入高原后评分显著升高（评分越高，睡眠质量越差），其中53%的志愿者睡眠质量下降，主要表现为入睡所需时间延长、睡眠效率下降、频繁觉醒、呼吸困难等[17]。

（2）初入高原人群睡眠结构改变：人体急进高原后睡眠的改变不仅包括主观感受，还包括通过多导睡眠监测提供的多项客观指标。研究发现，进入高原（海拔4300米）的第1个夜晚，睡眠分期中代表浅睡眠的非快速眼球运动（NREM）睡眠Ⅰ、Ⅱ期占总睡眠时间的比例增加，而代表深睡眠的Ⅲ、Ⅳ期占总睡眠时间的比例减少，快速眼球运动（REM）睡眠时间也呈下降趋势，且觉醒次数明显增加，呈现表浅、片段状睡眠[17]。有研究者在志愿者进入海拔1400米、3500米、3900米、4200米、5000米地区的第1天或第2天对其进行多导睡眠监测发现，在3500米及以上高度NREM I期睡眠时间占总睡眠时间的比例随海拔增高而增加，Ⅲ、Ⅳ期睡眠时间占总睡眠时间的比例随海拔增高而下降，而REM睡眠时间无显著变化。也就是说，睡眠效率在3500米及4200米地区下降，睡眠期间觉醒次数增加[17]。从中也可以看出，高原环境对初入高原人群的睡眠影响主要表现为浅睡眠增加，深睡眠减少，睡眠连续性遭到破坏。

（3）初入高原人群睡眠期间生理指标改变：初入高原睡眠期间生理指标的改变主要包括血氧饱和度、呼吸、心率、每分通气量和血压等。研究表明[17]，初入高原后，睡眠期间血氧饱和度明显下降，并随着海拔升高而降低，在同一海拔高度随着习服时间延长而上升。高原睡眠期间，低氧血症的发生与频繁出现的呼吸暂停或低通气密切相关。呼吸暂停、低通气指数较平原地区时明显增高，并随海拔升高而增加。随着海拔上升，中枢性呼吸暂停次数显著增加，在同一海拔高度随停留时间的延长略有下降。伯吉斯等报道称，受试者在高原睡眠期间的平均血氧饱和度与其5分钟步行后的水平相当[17]。由于初入高原即刻开始运动是急性高原病发病的重要诱因，故而推测睡眠期间低氧血症与急性高原病发病具有重要联系，监测睡眠期间血氧饱和度或对预测急性高原病的发生具有重要意义。

高原睡眠期间的呼吸事件还包括周期性呼吸，即一种反复出现的由强到弱再逐渐增强的潮式呼吸模式。周期性呼吸发生次数随海拔升高而增加，最长时长可达整夜睡眠时间的75%，而且在进入高原1个月内，周期性呼吸并不随习服时间延长而减少，反而有增加的趋势。研究推测，缺氧性通气反应使呼吸增快，二氧化碳排出增多会导致低碳酸血症，进而引起呼吸不稳定，频繁发生呼吸频率及深浅波动变化的周期性呼吸[17]。

（4）高原睡眠紊乱与急性高原病的关系：研究资料显示，健康人急性高原病症状评分与高原睡眠期间血氧饱和度呈负相关，与低通气指数呈正相关，提示高原睡眠紊乱与急性高原病的发病具有相关性。有学者通过模拟高原环境对大鼠睡眠剥夺后发现，大鼠肺组织湿、干比增加，肺含水量显著升高，相应的病理切片可见肺间质增厚、肿胀，大量多核细胞聚集[18]。此外，高原肺水肿患者早期的改变主要表现为间质性改变[19]，提示睡眠剥夺可能是诱发高原肺水肿的一个因素，但此推论还需更多的实验来证实。因此，改善高原睡眠质量可能在急性高原病的防治中发挥重要作用。

2. 完全习服人群睡眠改变

进入高原6个月完全习服后，人体生理指标趋于相对稳定，体力劳动能力达到良好水平，那么在高原完全习服后睡眠是否也具有相似的“睡眠习服”过程？国外学者通过监测发现，在海拔5380米居住1年的青年人睡眠脑电波呈现波幅较高、频率较慢、脑电波杂乱等特点。其睡眠分期中NREM Ⅰ期睡眠比例明显增加，睡眠结构的主要特点仍为浅睡眠比例增加、深睡眠比例下降，并伴随周期性呼吸及呼吸暂停发生，但缺少在平原及初进高原时的数据来动态分析进入高原后睡眠的变化规律[16]。通过研究8例移居高原15年以上的高原红细胞增多症患者睡眠状况发现，他们在高原地区的总睡眠时间、有效睡眠时间均较平原时减少，但觉醒时间增多。其中有5例在高原出现了周期性呼吸，返回平原后周期性呼吸消失，2例存在中枢性睡眠呼吸暂停，最低血氧饱和度仅为29.8%，睡眠改变在慢性高原病患者中是非常明显的。众多研究表明，长期居住在高原的人群仍然存在睡眠紊乱情况，并在慢性高原病患者中可能更为突出[16]。

3. 高原睡眠障碍的危害

（1）增加多种疾病患病风险。睡眠中断、睡眠时间缩短等不仅会影响人体健康，还会增加罹患慢性疾病的风险。有研究发现，睡眠剥夺对人体呼吸、认知、内分泌系统会产生严重影响，不仅使人感到精神萎靡、头昏胀痛、食欲不振，还会导致各种身心疾病，如肥胖病、高血压、心脑血管硬化、恶性肿瘤、支气管哮喘、溃疡病、糖尿病和性功能障碍等。睡眠质量差者，其心理健康状况亦较差。与平原地区相比，高原地区更易出现心境抑郁和迟滞，而70%～80%的抑郁患者都患有不同程度的失眠症。高原睡眠障碍还对消化系统产生明显危害，导致胃肠功能紊乱。

（2）加快机体衰老速度。缺乏睡眠易造成脑神经衰弱，同时，体内的器官因无法获得充分的休息而过度消耗与功能衰退，在皮肤表面则显现未老先衰的迹象。此外，睡眠缺乏还易导致抵抗力与免疫力的下降，经常失眠者的衰老速度是正常人的2.5~3倍。

（3）脑力工作能力下降。研究证明睡眠剥夺会严重影响大脑的工作能力，可导致短期记忆下降、注意力难以集中、反应迟钝、警觉性下降、自知力下降等不良后果。研究发现，睡眠不足还可影响白天的认知功能和驾驶性能。正是因为如此，高原地区交通事故发生得尤为频繁，除了路况复杂外，更多因素还是归结于睡眠障碍引起的注意力及临场反应灵敏度的下降。

（三）睡眠管理

睡眠管理分为主动管理和被动管理。主动睡眠管理是发挥我们的主观能动性，通过学习有关睡眠的知识，认识睡眠、适应睡眠，使我们拥有健康睡眠，从而提升生活质量。被动睡眠管理是指当我们面对睡眠问题不知所措、深感困惑时，求助医生，通过心理疏导或药物治疗的途径，对睡眠进行管理和治疗的过程。高原老年人应养成良好的睡眠卫生习惯，具体如下：

（1）严格遵守作息时间，是养成良好睡眠卫生习惯的基本保证。到时间就上床睡觉，入睡就比较容易；到时间就起床，无须他人或闹钟叫醒。习惯成自然，睡眠也是如此。建议在23：00之前睡觉。

（2）床是用来睡觉的地方，不要看书、看报、看电视、思考问题、玩手机等。当然也有一些人已经养成了看书、看报才能入睡的习惯，但并不代表睡前看书、看报有催眠作用，更不该加以提倡。

（3）睡前太饱或太饿都会影响睡眠。俗话说“早餐宜好、中餐宜饱、晚餐宜少”，是有一定道理的。

（4）减少睡前对水及饮料的补充，杜绝睡前喝咖啡的不良习惯，可适当摄入牛奶。

（5）也应禁止睡前抽烟，吸烟有害健康，更影响睡眠。这是由于烟草中的有害物质可刺激大脑使之处于兴奋状态，故而人体难以进入抑制状态并快速入睡。

（6）适度运动有助于睡眠，但切忌在睡前做激烈运动，尤其在睡前2小时，否则反而会影响睡眠。

（7）合理、有效的午睡可使下午精神状态更佳，一般睡0.5~1小时即可。切忌中午过度嗜睡而导致夜晚失眠。

（8）睡眠前用热水泡脚或洗澡有利于血液循环，可促进睡眠。泡脚的水温应在40~55℃，泡15分钟左右为宜。俗话说“睡前烫烫脚，胜过安眠药”。

(9) 为避免引起睡眠生物钟紊乱，醒后切忌赖床，但也不宜快速起床，应稍作调整后缓慢起床。成人每天最合适的睡眠时间为7小时左右。

(10) 先睡心，后睡眠。睡前应保持心情平静，不要激动和兴奋，任何情绪上的不良变化都会干扰睡眠节律，引起睡眠质量降低或失眠。睡前最好做一些轻松、愉快、平和的事情，尽量减少对视觉、听觉、触觉、味觉和嗅觉的刺激，使之处于安静和抑制状态，为睡眠创造一个良好的心境。

(11) 营造良好睡眠环境。室温20°C左右、湿度60%左右的环境最利于入睡。入睡前室温可稍低些，这样体温也会随之下降，更有利于睡眠。1~2小时后可适当升高，不至于冻醒。卧室不宜过大，光线适中，不宜开灯睡觉。睡眠环境应减少噪音，保持安静。此外，还应选择合适的卧具。

(12) 养成以右侧卧位为主的睡眠姿势习惯。良好的睡姿有利于睡眠，有利于身体健康。

(13) 过去人们认为高枕睡觉可无忧无虑，实际上这是错误的做法。长期高枕睡觉，易引起颈椎病变或驼背，枕头以8~12厘米为宜，并应对颈部形成有效支撑。枕头过低时，流入大脑的血液增多，导致血液循环较差，早晨起床时眼睑会有浮肿现象。

(14) 最好选择宽松的睡衣。一般来说，冬天选择棉质柔软的睡衣，保暖效果好；夏天应选择轻薄透气的睡衣，可以吸汗。

(15) 床铺应该舒适、整洁，柔软度适中。被子最好是棉质衬里，比较贴身、保暖。早晨醒来后，不要立即叠被，以便夜里的气味散发掉，另外也可以保持干燥和卫生。被子应常常晾晒，尤其是冬天。

(16) 在医生指导下可适量服用安眠药，这样做既不会伤害身体，也不会成瘾。切忌自行盲目服药。

第三节 高原老年人健身行为与健康

近年来我国学者对老年人健身行为的研究成果虽然较多，但高原老年人健身行为特征的相关研究较少。随着国家对高原老年人的关注度越来越高，不同科研机构和学者相继加入了高原老年人健康事业研究领域中。伦理学中把“行为”定义为人类自觉的、有目的的活动，而在现代科学中“行为”又被赋予了新的含义，通常被用来描述各种对象的活动、运动和变化特征[20]。健身行为在心理学中属于日常生活行为的一部分，《体育词典》中对健身行为的定义为，人们通过多种体育健身的方式或方法，利用自然环境等外力因素，达到提高身体健康水平、发展身体素质或竞技能力的体育活动[21]。本书在参照多种概念的基础上将健康行为的概念界定为：人们在内因与外界环境相互影响下，为了促进健康而有目的、有意识地运用一些手段及方法进行的实践活动。

一、高原老年人特有健身运动——锅庄舞

机体对高原环境的适应过程即机体适应低氧环境和各系统重新建立动态平衡的过程，在此过程中血液运氧能力、组织用氧能力和细胞有氧代谢能力均会有所提升，机体生理功能变化具体体现为肺通气量增加、血液运氧能力增强和骨骼肌线粒体增多等[22]。居住在高原地区的老年人同样面临着循环、呼吸、运动和神经系统的机能退化，以及缺乏锻炼而导致的慢性病患病率升高、抑郁为主的不良情绪对心理健康造成危害的严峻考验[23]。因此，居住在高原地区的老年人应选择一些安全性高，运动强度适宜且易于学习掌握的运动方式来强身健体、预防疾病和改善情绪，从而达到延年益寿的目的。健身气功和健身广场舞均为有氧运动，且有利于发展动作协调性，参与模式都以集体参与为主，难易性和运动负荷适中，不易产生不良反应，有助于提升高原老年人机体功能和改善不良情绪。

已有对亚高原地区（兰州市城区）和平原地区（邯郸市城区）社区老年群体的研究显示[24,25]，两个地区老年人日常健身参与人数较多的项目均为散（跑）步、健身气功、球类运动和健身舞蹈，且散（跑）步参与人数最多。这些项目的共同特点都在于易操作，不受场地、器械等限制，且运动负荷适宜不易产生不良反应。相较于平原地区的老年人，高原地区的老年人更喜好参与健身气功和健身舞蹈等项目，对球类和其他小器械项目的喜好程度偏低。高原地区拥有众多历史悠久的民族歌舞文化，当地老年人对健身舞蹈情有独钟，其中最具高原地区民族特色的健身舞蹈就是锅庄舞。

（一）锅庄舞的历史背景及其发展

1. 锅庄舞简介

锅庄舞，藏语称为“果卓”“歌庄”“卓”等，意为圆圈歌舞，是藏族三大民间舞蹈之一[26]。主要流行于西藏昌都、那曲，四川阿坝、甘孜，云南迪庆及青海、甘肃的藏族聚居区。然而关于锅庄舞的起源，并无确切的史书记载。后人

通过对锅庄舞的表演形式和动作构成的舞蹈语言进行深入剖析后，确认这是一种原始的舞蹈形式。其汉称“锅庄”一词的来源为《西藏舞蹈概说》一书记载的旧时康定一带有一种叫作“锅庄”的商业组织。这些“锅庄”商行开办客店，收购转卖各类商品，与马帮进行贸易往来。晚上，为了洗刷白天长途跋涉的疲劳，他们在院内空地架起篝火，围成圆圈，载歌载舞，逐渐形成了一种群体参与的舞蹈。但是，“锅庄”一词并不是这种舞蹈的名称，而是指这种舞蹈需要围着火塘跳的意思。后来，“锅庄”一词被专门用来指代这种以围成圈载歌载舞为形式的藏族舞蹈[26]。关于藏族锅庄舞的起源，还可以追溯到原始社会时期人们的生产劳作、宗教祭祀和日常生活。在漫长的发展过程中，舞者吸收了多种藏族传统舞蹈的特点后，逐渐形成了锅庄舞固定的模式，即舞者围成圆圈，男前女后，舞步和手势随音乐节奏而动。同时锅庄舞也发展出了很多固定的词牌和曲牌，如六步舞、八步舞、孔雀舞和猴子舞等[27,28]。时至今日，锅庄舞因其具备独特的优势，已发展为深受藏区及周边地区各族群众所喜爱的民族舞蹈，在大众健身中发挥着不可或缺的作用。近年来，锅庄舞的传承和保护也深受国家重视，2006年锅庄舞入选了首批国家非物质文化遗产名录。

2. 锅庄舞的历史与传承

藏族是中华民族中具有悠久历史和独特艺术文化的民族之一，对待艺术有天然的热爱与追求。藏族独具特色的舞蹈、音乐以及绘画艺术已成为我国多元民族文化中的瑰宝。锅庄舞（圆圈舞）、弦子舞（歌唱舞）和堆谐舞（踢踏舞）并称藏族三大民间舞蹈[29]。锅庄舞种类丰富多样，有近500多种舞段，是藏族人民在长期生产生活实践中内心世界的外在表达。锅庄舞的萌芽时期可以追溯到氏族部落社会时期原始宗教信仰的祭祀活动，舞蹈含义多为庆祝丰收、节日和团聚，以及祈祷平安、歌颂山神、佛祖和英雄等。其中，玉树锅庄舞中的“依舞”和“卓舞”的历史则可追溯至旧石器时代晚期，舞蹈动作来源于当时人们对日常生产生活中狩猎、骑马、赶羊、挤奶等动作的模仿[30,31]。

进入21世纪以来，文化同质化现象愈演愈烈，传统民族文化的发展相对滞后。锅庄舞这一民族传统艺术形式同样面临着传播、交流和保护传承的危机，大量传统舞段失传，玉树锅庄舞、宫廷囊玛舞、德格宫廷舞等锅庄舞已经成为孤本。因此，人们愈加重视锅庄舞文化的发掘和保护。兰州大学的毕研洁团队运用数字化储存和数据库建设的方法对锅庄舞进行了数字化保护，并对卫藏、康巴和安东地区的锅庄舞进行了统计和梳理[31]，为锅庄舞活动的组织管理、推广宣传和系统化研究提供了保障。同时，人们对锅庄舞进行了适宜推广的改编，并将之与现代体育健身活动结合起来，已逐渐发展成为一种大众喜闻乐见的健身运动方式。这种改编不但没有破坏锅庄舞原有的民族特色，同时也让各族人民更容易学习并掌握其动作和韵律。这不仅是对传统民族文化的传承和发展，也是提高人民身体素质的有效手段。

3. 锅庄舞的分类

锅庄舞种类繁多，是藏地自然环境、宗教信仰和政治经济共同作用的产物，具有奔放潇洒、热情活泼、柔和敏捷等特点。常见的分类方法如下：

（1）根据舞蹈社会学功能可以将锅庄舞分为节令习俗舞蹈、生活习俗舞蹈、宗教礼仪舞蹈及劳作习俗舞蹈。

（2）根据表演规模可以分为大、中、小三类锅庄舞。大锅庄通常用于大型节日庆典、宗教祭祀活动；中锅庄通常用于庆祝普通节日；小锅庄通常用于亲朋好友聚会。

（3）根据参与人群可以分为群众锅庄和寺庙锅庄（曲卓）。寺庙锅庄常在重大节日庆典时表演，肃穆、端庄和正式，舞者均为男性，统一着装，并且由一位德高望重者领歌领舞。

（4）根据地域划分可以分为城镇锅庄（玉卓）和牧区锅庄（仲卓）[26]。城镇锅庄由快板和慢板两个部分构成，舞者手拉手围成圈，轮番歌唱，动作随音乐节奏逐渐加快，气氛欢快热烈；牧区锅庄舞蹈的活动形式和城镇锅庄类似，区别在于举办地不同。

（5）根据锅庄舞歌词的内容可以将其分为擦尼和擦司[32]。擦尼锅庄舞步缓慢、沉稳、古朴，动作和歌词内容较古老，多与宗教活动相关，舞者只唱专用歌词；擦司锅庄歌词内容和动作较为新颖，内容以反映劳动生活、歌颂丰收和表达爱慕等生活场景为主，歌词内容丰富多样。

（6）根据藏语方言语系可以将锅庄舞分为卫藏锅庄、安多锅庄、康巴锅庄三类[33]。不同藏区地域的锅庄舞具有不同的称谓和风格，但三地锅庄舞的主题类型具有相似性，可以归纳为庆祝（丰收、节日、聚会）、祈祷（平安、福气、风调雨顺）和歌颂（山神、佛祖、英雄）。卫藏地区位于西藏昌都一带，是藏族文明的发源地，舞蹈传承了古吐蕃王朝的文化特色，其中保留了浓厚的佛教文化色彩；安多地区位于甘肃甘南、天祝、青海果洛、海西海北以及四川阿坝一带，这一地区的锅庄舞舞步典雅稳健、舞姿优美自如，传承了古象雄文化的特点；康巴地区位于川藏高原西北部，即四川省阿坝州及其附近藏区，此地锅庄舞的特点是威武粗犷、豪放潇洒，展现着藏东康巴人的气质特征（表4-6）。

表 4-6　锅庄舞方言语系分类统计表

地区（方言）	地域	来源	舞段	合计	特点	形式分类
卫藏地区	西藏	拉萨	82	328	佛教色彩浓厚，继承古吐蕃王朝文化	原生态
		昌都	77			
		日喀则	57			
		山南	50			
		林芝	15			
		那曲	30			
		吉隆	1			
	相邻	不丹、尼泊尔	16			
康巴地区	四川	甘孜	114	209	威武粗犷，豪放潇洒	
	云南	凉山	6			
		迪庆	59			
	青海	玉树	30			
安多地区	四川	阿坝州	44	157	舞步典雅稳健，舞姿优美自如	
	青海	海南州	16			
		祁连	25			
		西宁	62			
	甘南	夏河	10			

（7）按照舞蹈的社会学作用可以将藏族锅庄舞分为娱乐活动性舞蹈、艺术表演性舞蹈以及宗教祭祀类舞蹈[34]。娱乐活动性的锅庄舞主要有卓、谐、果谐等；艺术表演性的锅庄舞主要有堆谐、热巴和囊玛等；宗教祭祀类舞蹈主要是寺庙锅庄，即曲卓。娱乐性舞蹈与运动健身相关性最大，根据跳舞时运用到的乐器和器具可分为徒手类舞蹈（锅庄舞）、持器械类舞蹈（鼓器舞）和持乐器类舞蹈（弦子舞）。三类娱乐性舞蹈在自身动作的基础上互相借鉴和补充，形成新的舞段。藏区各地的锅庄舞具有许多内在相似共通的规律，但在表现形式上则各具特色。

4. 锅庄舞的艺术特点

锅庄舞因产生地域、形成时间、舞者年龄、性别不同等因素形成了众多各具特色的韵律和舞姿。锅庄舞乐曲节奏对比鲜明，慢板音乐平缓沉稳，快板音乐热烈欢快。舞蹈的表现张力通过舞乐强弱拍变化和重拍的位置体现，从而形成舞蹈的独立风格。例如，青海锅庄舞中后半拍为强拍，规则和不规则的节奏交替出现，舞者在空拍起舞，弱拍踏脚，形成了舞步独特的律动感。

锅庄舞的歌词有一套严格的排比和比喻规律，这在旧锅庄中体现得尤为突出。旧锅庄歌词严格遵守规律，不做改动，而新锅庄则在遵循比喻和排比规律的基础上对歌词内容做出改动，更注重调动表演者的创造力，使之能够自由发挥、即兴歌唱。

在藏族传统舞蹈形态的发展历史中，男女性的舞风差异很大，前者粗犷，后者纤柔[35]。锅庄舞中男女动作在表现时虽略有不同，但这种不同不是动作的性质差异（基本动作特点均以“颤”“开”“顺”“悠”“绕”为主），而是同样的动作，男子张力表现较大，表现出鹰盘蛙跃的舞风，女子的动作则点到为止，表现出柳手鹤步的舞风。现如今，锅庄舞作为大众体育舞蹈深受人们喜爱，从体育的视角来看，女性已突破了“小幅度”“点到为止”的动作特性，其健身、健心效果愈加突出[27]。

5. 锅庄舞和其他民族舞蹈的异同

随着藏族人的迁徙以及与其他文化的交流融合，逐渐形成了锅庄、堆谐、弦子三大类舞蹈，每个舞种内部支系众多，相互交叉，形成了庞大的民间舞蹈文化网络。锅庄舞不仅和藏族其他两大民间舞蹈密切相关，还与云贵川藏地区其他少数民族的舞蹈有所关联。我国民间舞蹈的第三大板块是藏缅色块，该区域位于川西、云贵一带。考古发现，古羌人沿着川藏边界一路南迁，过程中逐渐分化形成了藏族、羌族、白族、哈尼族、傈僳族、纳西族、拉祜族、普米族、景颇族和阿昌族等少数民族，由此得出古羌族就是青藏高原最早的原住民，其后裔就是今天的藏族这一结论。由于文化的同源性，在藏缅语系中将舞蹈称为“卓舞”的还有纳西族、摩梭族和傈僳族，且四川凉山地区的彝族舞蹈也多以锅庄为主[32]，锅庄舞是一种历史悠久且具有极大艺术影响力的舞蹈形式。

（二）锅庄舞的动作特点

1. 锅庄舞的基本过程

锅庄舞是一种表现形式丰富的集体舞蹈，其基本过程为：一众舞者围成一个圆圈，男女分别手拉手，轮班唱和，甩脚踏步。一套完整的锅庄舞由序舞、慢板锅庄、快板锅庄、结束曲四个阶段构成[27]。序舞时，舞者从准备姿势开始，双脚缓慢踏步，步伐慢，节奏感弱；慢板锅庄时，舞者动作舒展，躯体各部位达到最大活动范围；快板锅庄是整段舞蹈中强度最大的部分，舞蹈时心率可达到150次/分钟，且快板占舞曲总时长的80%，过程中移动旋转最快，跳跃力度很大，机体处于中高强度运动状态，能有效锻炼舞者的心肺功能；结束曲时，动作舒展大方，用以调节呼吸和心跳使之恢复到平稳状态。

2. 锅庄舞的基本动作特点

锅庄舞，藏语音译“果卓”，“果”指圆圈，“卓”指舞蹈。锅庄舞单个舞者的舞蹈动作来源于藏族人民在长期生产生活中的观察和积累，舞蹈动作根据其来源可分为模仿劳动动作和模仿动物姿势两类。通过对卫藏、康巴、安多地区的锅庄舞舞蹈动作形式进行分析，锅庄舞的基本动作特点可以归纳为“颤”“开”“顺”“悠”“绕”几个动作的组合[27,31]。

3. 锅庄舞上肢动作

锅庄舞手部常见动作可以总结为“甩”“拉”“悠”“推”“绕”“扬”“升”等。其中，最具代表性的动作是“绕”，其动作特征是双臂以身体为中心曲线挥舞，手臂挥舞路径环绕身躯，动作由中心向外扩散，上下肢动作配合进行，对舞者的肩带、上臂、前臂和手部等上肢肌群以及腰腹部核心肌群都具有良好的锻炼效果。

4. 锅庄舞下肢动作

锅庄舞的步法非常丰富，足部动作可以细分为“拖”“蹭”“蹉”“踏”“端”“掖”“踢”“刨”“点”“跨”“扭”“吸”等。步法动作组合后又形成了“悠”和“颤”等动作。“悠”是指随着步法移动而悠动力腿，“悠跨”“跨悠”“点悠”“悠撩”“悠偏”“悠蹲”“悠跪”等动作都是“悠”这一核心动作的衍生。“颤”则是指主力腿颤动，舞动时气势澎湃。当慢板“悠”和“颤”的律动加快，双腿快速奔跑蹉踩，形成快板律动，这一过程被称为“飞奔蹉踩”。锅庄舞的舞蹈动律包含“三步一变”“四步回转”“倒脚碾转”“后撤前踏”等多个动作，对下肢肌群有良好的锻炼效果。

5. 锅庄舞整体动作

锅庄舞整体动作主要以单向姿态呈现，即同手同脚。锅庄舞将常见的舞步和手势结合，再配以不同节奏和音调的音乐就形成了不同风格的舞段，动作简单却不单调。整体动作要求上肢动作和下肢动作相配合，即双臂以身体为中心，曲线挥舞环绕身躯，配以双膝本能的屈伸，两脚交叉前后左右踏步。整体动作通过不同的搭配变换形成了锅庄舞的动作技巧，主要有刨腿转、跨腿转、踢腿转、果谐转、辗转、跪转、掖转、点转、平转、正反转、跳跨转、推磨转、扭腰正反转、拧身反跨转、踏步翻身、点步翻身、跨腿跳、蹭步跨腿跳、吸腿跳、盖腿跳、撩腿跳、兔子跳、猫跳、平转虎跳等[31,36]。完成整体动作时上下肢协调配合，能够有效锻炼参与者的协调性和柔韧性。

（三）锅庄舞的社会学功效

锅庄舞作为传统民族舞蹈，在锻炼身心、提高社会参与度和陶冶情操等方面发挥着重要作用。同时，锅庄舞在全民健身中还具有其他运动方式不可比拟的优势[36]。

（1）锅庄舞动作简单易学，强度可选。锅庄舞的动作具有很强的本能性，很多动作来源于动物仿生学，如行走、跳跃、奔跑和展翅等动作；“猛虎下山”“雄鹰盘旋”等动物捕食狩猎动作；也有“孔雀开屏”等求偶动作。动作变化多端、富有趣味，并没有过高的动作技术要求，从青少年到中老年等参与人群都可以快速入门。此外，锅庄舞节奏或缓慢柔和或迅捷奔放，不同参与者可以根据自己的身体状况选择曲目。

（2）锅庄舞是一种集锻炼身体、娱乐身心和增强社会参与感为一体的文体融合运动方式。锅庄舞不受场地和环境因素限制。平时以锅庄舞为锻炼方式，练习者无须化妆及特殊乐器伴奏，且多为徒手动作，也不受活动场地的限制。锅庄舞的舞曲声调起伏、唱和相宜，能够营造出十分热烈的气氛。在舞曲的影响下，参与者保持着愉悦的心理状态，具有很高的热情和积极性。长期参与锅庄舞，可使参与者保持乐观开朗的精神状态，能有效改善参与者的心理状态，继而提高参与者的生活质量。练习者手拉手或双手搭在舞伴的肩部及腰臀部，动作整齐划一，协同完成舞蹈动作，舞者通过这种参与形式能够加强彼此之间的沟通协作，体会到强烈的参与感、认同感，有助于提升其社会适应能力。

（3）锅庄舞推动了民族交流。虽然锅庄舞起源于藏族，饱含藏族人民生产生活、宗教信仰和文化娱乐，但是，锅庄舞已经成为全国中老年人喜爱的锻炼形式。据不完全统计，目前全国有 2 万左右的中老年人长期练习锅庄舞，基本覆盖全国各省份。全国锅庄舞练习者互称彼此为“锅友”，不定期开展交流活动，最著名的为一年一度的碌曲锅庄舞大会，届时来自全国各地的锅友盛装出席共舞盛世华彩。锅庄舞极大地丰富了全国各族人民的业余生活，也成为彼此间沟通的桥梁。

（4）锅庄舞符合科学运动锻炼的特征。锅庄舞分为序舞、慢板、快板和结束曲四部分，刚好与一次运动锻炼过程中应有的热身活动、中低强度运动、高强度运动和放松整理活动四个部分相吻合。序舞部分充分调动机体各系统，克服生理惰性；慢板向快板过渡时运动强度循序渐进，有利于机体适应运动负荷且不容易产生运动损伤；结束曲部分节奏舒缓，动作舒展缓慢，能在运动后及时消除疲劳，使机体尽快恢复到运动前的状态。整套动作节奏由慢到快再到慢、负荷强度由歌曲引导，整体符合锻炼应具有的规律，必然效果良好。

（四）锅庄舞的健身功效

锅庄舞作为一种大众健身项目，对神经系统、循环系统、运动系统和身体成分的积极影响已经被众多研究所证实。青海大学团队调查发现90%的锅庄舞参与者认为锅庄舞促进了健康、改善了生活质量，提高了参与者的自我认知度[37]。

1. 锅庄舞对心肺功能的作用

通过对64名年龄在51～70岁的中老年女性受试者进行4个月的锅庄舞运动干预后发现[38,39]，受试者安静心率和收缩压有所下降、舒张压有所上升，台阶指数明显上升。台阶指数是以30次/分钟的速度上下台阶3分钟，结束后测试运动后1分钟至1分半钟、2分钟至2分半钟、3分钟至3分半钟的心率，最后通过公式“3×60×100/（2×上述3次测定心率之和）”计算得分，台阶指数越高，表明参与者心肺功能在运动时动员快、恢复快，反映出练习锅庄舞对参与者的心肺功能具有积极影响，研究结果如表4－7所示。

表4－7　锅庄舞干预前后心血管适能数据比较（$X \pm S$）

组别 指标	干预组（$N=30$）		对照组（$N=34$）	
	干预前	干预后	干预前	干预后
安静心率（b/min）	74.1±4.48	74.06±4.65	75.6±5.94	76.09±6.18
收缩压（mmHg）	125.30±12.4	122.40±13.31**	127.3±16.5	124.82±13.98

续表

指标＼组别	干预组（$N=30$）		对照组（$N=34$）	
	干预前	干预后	干预前	干预后
舒张压（mmHg）	76.3 ± 7.08	77.43 ± 12.99	77.82 ± 9.9	78.56 ± 9.38
台阶指数	60.54 ± 8.83	65.17 ± 7.31**	60.6 ± 7.4	60.23 ± 6.81

注：** $p < 0.01$。

（引自：孙诗杰. 西藏健身锅庄舞对中老年女性健康体适能影响的研究［D］. 成都：成都体育学院，2013.）

同时，青海师范大学李建英研究发现，经常参与锅庄舞能有效降低中老年女性高血压、高甘油三酯血症和肥胖症的发病率[40]（表4－8），参与锅庄舞能有效预防心血管疾病，降低致病风险。

表4－8　锅庄舞健身锻炼者干预前后患病率（%）

指标	干预前发病率	干预后发病率
高血压	7.29	2.08
高甘油三酯血症	20.83	12.5
肥胖症	19.79	13.54

（引自：李建英. 藏族锅庄舞对西宁地区老年女性健康体适能的影响［J］. 高原医学杂志，2007（4）：44－45.）

2. 锅庄舞对运动系统的作用

腿部动作贯穿锅庄舞锻炼始终，长时间、低强度的运动，能有效提高参与者的肌肉耐力，从而提升练习者维持平衡的能力。同时，长时间参与锅庄舞能有效提高参与者肌肉和肌腱的延展性和弹性，从而提高参与者机体的柔韧素质。在对30名51～70岁的女性受试者进行锅庄舞干预后发现[40,41]，被试者站立提踵时间从40.13 ± 44.36秒提高到了65.16 ± 42.78秒，增长了63.37%（$p < 0.01$），座位体前屈从14.50 ± 8.82厘米提高到了17.84 ± 7.20厘米（$p < 0.01$）（表4－9）。运用Romberg（睁眼、闭眼直立平衡能力检查法）对受试者平衡能力进行评价后发现，长期参与锅庄舞能显著提高平衡能力和柔韧能力，有效提升参与者运动系统的能力（表4－10）。

表 4－9　锅庄舞干预前后坐位体前屈和站立提踵比较（$X \pm S$）

组别 / 指标	干预组（$N=30$）		对照组（$N=34$）	
	干预前	干预后	干预前	干预后
坐位体前屈（cm）	14.50 ±8.27	17.84 ±7.20	12.48 ±8.49	11.96 ±8.23
站立提踵（s）	40.13 ±44.36	65.16 ±42.78	45.71 ±47.63	42.58 ±36.64

（引自：孙诗杰．西藏健身锅庄舞对中老年女性健康体适能影响的研究［D］．成都：成都体育学院，2013.）

表 4－10　锅庄舞干预前后 Romberg 比较（$X \pm S$）

组别 / 指标	干预前	干预后
睁眼强化 Romberg 征（s）	45.15 ±36.37	55.17 ±32.70**
闭眼强化 Romberg 征（s）	9.62 ±7.35	10.60 ±7.32*

注：* $p<0.05$，** $p<0.01$。

（引自：曹婷婷．健身锅庄舞对成都地区中老年女性平衡能力干预的实验研究［D］．成都：成都体育学院，2013.）

3．锅庄舞对身体形态的作用

在对 53 名年龄在 59 ±9 岁的中老年参与者进行 5 个月的锅庄舞运动干预后发现[42,43]，被试者体重指数显著降低（干预前体重指数＝26.23 ±3.97 千克/平方米；干预后体重指数＝25.5 ±73.21，$p<0.01$）；腰臀比显著降低（干预前腰臀比＝0.85 ±0.06；干预后腰臀比＝0.83 ±0.06，$p<0.05$）；体脂百分比显著降低（干预前体脂百分比＝33.09 ±4.98；干预后体脂百分比＝32.45 ±5.69，$p<0.05$）。这表明，练习锅庄舞能显著降低中老年人体重指数、腰臀比和体脂百分比，能够有效改善中老年人体成分，促进老年人保持健康体态（表 4－11）。

表 4－11　锅庄舞干预前后体重指数、腰臀比和体脂百分比比较（$X \pm S$）

组别 / 指标	干预前	干预后
体重指数（kg/m^2）	26.23 ±3.97	25.5 ±3.21**
腰臀比	0.85 ±0.06	0.83 ±0.06*
体脂百分比（%）	33.09 ±4.98	32.45 ±5.69*

注：* $p<0.05$，** $p<0.01$。

（引自：李微微．西藏民族健身锅庄舞干预成都中老年女性身体成分影响的研究［D］．成都：成都体育学院，2013.）

4. 锅庄舞对心理健康的作用

世卫组织提出的健康概念为一个人在机体、心理和社会参与等方面都处于良好状态。传统“无病即健康”的概念已经过时，人们越来越关注人体的整体健康，关注心理和社会功能的状态。评价心理健康常用的Scl－90评估量表[40]是当前使用最多的精神障碍和心理疾病的评价量表，该量表从躯体化、强迫症状、焦虑、抑郁、恐惧及敌对等方面对人的心理状态进行量化评价，并能够以检查结果为依据，对患者进行心理疏导和治疗。在对64名50～71岁的中老年人进行4个月的锅庄舞运动干预后发现，受试者的躯体化、强迫、抑郁、焦虑、敌意、恐惧和精神病性等指数均呈现显著下降的趋势[39]，这表明参与锅庄舞能够有效改善参与者的心理状态，消除负面情绪（表4－12）。

表4－12　锅庄舞干预前后Scl－90量表各因子得分比较（$X \pm S$）

项目	干预前	干预后
躯体化	1.63±0.40	1.30±0.27**
强迫	1.66±0.40	1.30±0.27**
人际关系	1.39±0.38	1.13±0.26**
抑郁	1.46±0.29	1.21±0.21**
敌意	1.32±0.29	1.15±0.24**
焦虑	1.33±0.36	1.14±0.22**
恐惧	1.19±0.24	1.06±0.10**
偏执	1.18±0.25	1.11±0.20
精神病性	1.23±0.30	1.11±0.17**
其他	1.63±0.42	1.28±0.24**
总分	127.60±24.03	107.30±14.37
总均分	1.42±0.27	1.19±0.16
阳性项目	23.79±16.26	14.17±11.16
阴性项目	66.21±16.26	75.83±11.16
阳性均分	2.66±0.65	2.18±0.19

注：** $p<0.01$。

（引自：贾华瑞. 健身锅庄舞干预对中老年心肺适能及Scl－90量表的评价分析［D］. 成都：成都体育学院，2013.）

二、高原老年人健身行为案例分析

（一）研究对象基本情况

社会人口学特征主要包括性别、年龄、职业、就职年数、学历、居住模式等。根据第73号主席令颁布通过的《中华人民共和国老年人权益保障法》（2012年12月28日修正）第二条关于老年人的定义[44]，将60~74岁久居（居住3个月以上）或世居（居住三代以上）于兰州市主城区（七里河区、城关区、安宁区、西固区）的老年人作为研究对象，采取随机抽样和随机二次抽样的原则抽取实验受试者。采样按照研究目的划分为两个阶段进行：第一阶段，兰州市老年人健身行为特征调查。通过兰州市老年健康调查问卷得到关于兰州市老年人的基本健身、生活等信息，确认处于前三位的健身行为。第二阶段，以测试加问卷的形式对兰州市老年人体质特征进行调查，分析出兰州市老年人健身行为与体质状况之间的相关性。受试者招募标准为身体健康、无重大疾病、认知功能正常（MMSE≥26），能够顺利完成ADL测试的人群。在测试前，均与被试者签订知情同意书。本次调查的高原老年人性别与年龄分布基本平均（表4－13）。

表4－13　甘肃省兰州市老年人健身行为基本情况（$N=905$）

年龄	男（人）	女（人）	总计（人）	百分比（%）
60~64	183	189	372	41.1
65~69	145	134	279	30.8
70~74	118	136	254	28.1

1. 高原老年人受教育情况

本次被调查的兰州市高原老年人受教育程度不高（图4－1），“文盲半文盲”的老年人占总人数的17.5%，拥有“小学”学历的占17.6%，拥有“大专”学历的老年人占11.6%，拥有“本科及以上”学历仅占总人数的3.6%。

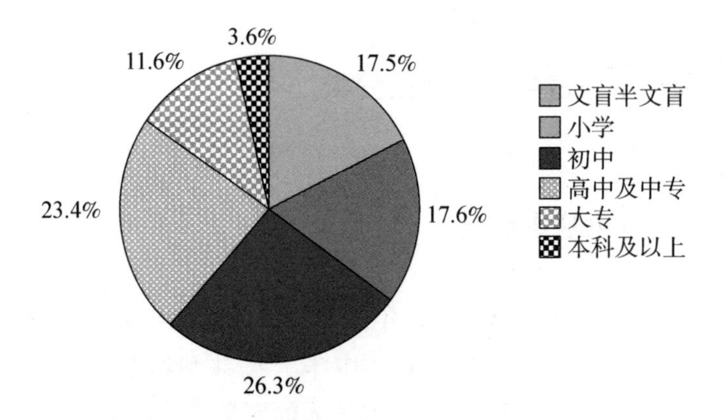

图 4 –1　甘肃省兰州市老年人受教育情况

2. 高原老年人退休前职业信息

调查发现，高原老年人退休前从事的职业类别十分广泛，工人、个体经营、军人、医务工作者以及在事业单位任职的人数占较大比例（表 4 – 14）。其中，工人占比最多（65. 42%）。兰州市作为甘肃的省会城市，被誉为新中国炼油工业和石化工业的“摇篮”，是西部地区重要的综合交通枢纽，同时也是丝绸之路经济带的重要节点，是西北地区重要的工业基地，工人基数大，因此在被调查的老年人中工人所占比例最大。此外，被试者工作年数多在 20 ~ 39 年。

表 4 – 14　甘肃省兰州市老年人退休前职业与职业年限调查表（N = 480）

职业	就职年数（年）				总计	百分比
	<10 人	10 ~ 19 人	20 ~ 29 人	30 ~ 39 人	（人）	（%）
军人	0	0	16	10	26	5. 42
工人	0	21	143	150	314	65. 42
个体经营	0	12	9	21	42	8. 75
教师	0	0	20	10	30	6. 25
农民	0	3	1	7	11	2. 29
列车员	0	0	1	5	6	1. 25
工程师	0	0	0	1	1	0. 21
法院	0	0	3	1	4	0. 83
银行职员	0	0	3	1	4	0. 83

续表

职业	就职年数（年）				总计（人）	百分比（%）
	<10人	10~19人	20~29人	30~39人		
警察	0	0	1	1	2	0.42
医务工作者	0	0	6	10	16	3.33
司机	0	2	7	3	12	2.50
保安	1	0	0	0	1	0.21
电工	0	0	1	0	1	0.21
会计	0	0	3	0	3	0.63
公司职员	0	0	2	0	2	0.42
政府职员	0	0	1	1	2	0.42
家政	1	0	1	0	2	0.42
百货公司售货员	0	0	1	0	1	0.21
总计	2	38	219	221	480	100

（二）高原老年人健身行为特征分析

1. 高原老年人健身行为方式分析

在健身行为方式的选择上，绝大多数的高原老年人选择一个人锻炼，其次较多的选择与朋友、同事或家人一起锻炼，选择社区、俱乐部锻炼的人数较少（图4-2）。高原老年人参与健身的自发性较强，多数老年人掌握一定的锻炼技能，能够积极主动参与其中，但社区健身集体锻炼参与人数较少，选择俱乐部作为健身方式的人群以青少年、中年人为主。调查发现，高原老年人与其他地区老年人一样，体育健身活动多以自发为主，组织松散无序，缺少专业人士指导等。

2. 高原老年人健身时间分析

调查显示，绝大多数高原老年人选择在早晨（43.9%）或上午（33.9%）进行锻炼，部分选择在下午或傍晚（13.9%）锻炼，少数老年人选择在晚饭后进行锻炼（8.3%）。不同锻炼时间段的选择主要受生活习惯和家务等因素影响。从运动生理学角度来讲，傍晚是人体生物钟最活跃的时段，运动以后进食可以及时

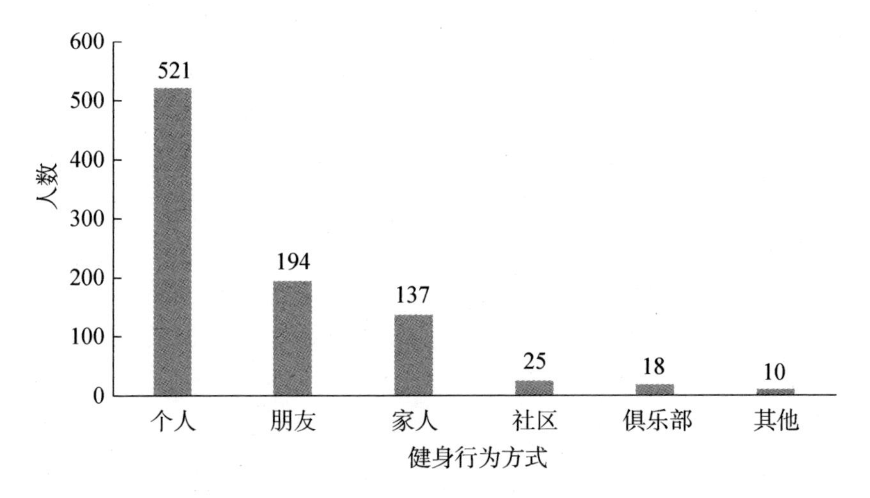

图 4－2　甘肃省兰州市老年人健身行为方式选择

补充能量，也有利于消除疲劳、促进睡眠。选择晚饭后锻炼的高原老年人一般是由于夏季天气炎热，晚饭后气温下降适宜进行健身活动，并多为群体行为，多人同行更有利于锻炼的坚持（图 4－3）。

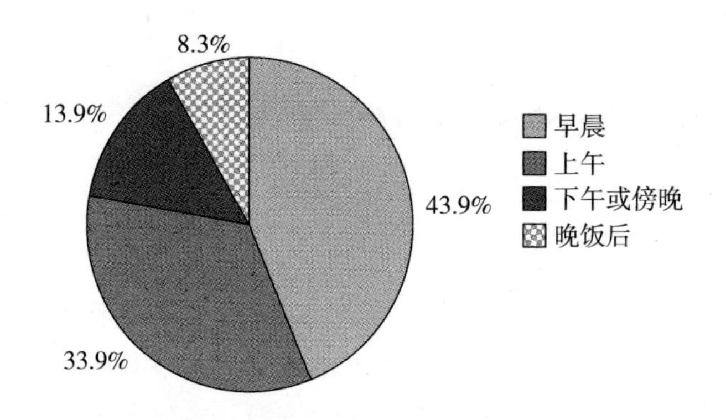

图 4－3　甘肃省兰州市老年人健身时间段选择统计图（*N*＝480）

3. 高原老年人运动场所分析

高原老年人锻炼场所选择情况如图 4－4 所示，前往室外或公园进行锻炼的老年人占比居多，而选择体育馆、俱乐部进行锻炼的较少。广场、公园容纳人数较多、距离居住地较近，没有额外消费，老年人可以根据个人兴趣自主锻炼，且不受时间、场地的限制。此外，广场和公园光照充足，新鲜空气容易流通，更受老年人青睐。

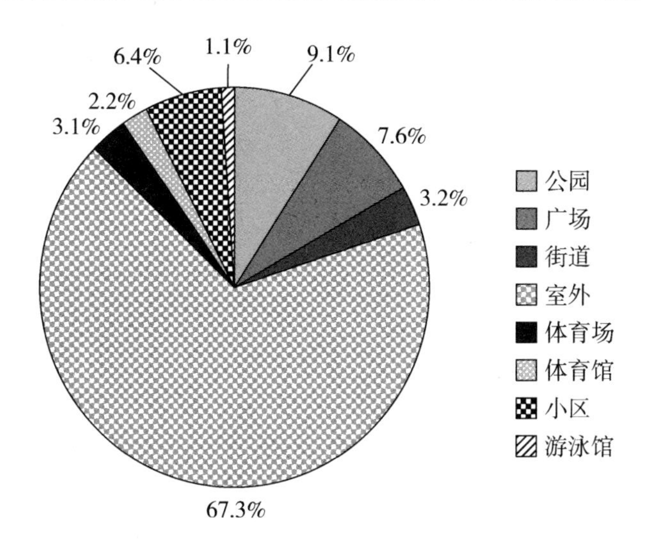

图4－4　甘肃省兰州市老年人锻炼场所选择（$N=480$）

4. 高原老年人运动方式分析

通过在兰州市各大广场、超市、路口对480名老年人进行随机调查发现，表示经常参加体育锻炼和经常不参加锻炼的人数大约各占一半。有锻炼习惯的人群中，前四位的锻炼方式为徒步走、健身操、太极拳和登山，此外还有部分老年人经常参与羽毛球、乒乓球、篮球等项目。总体看来，被调查的老年人选择的运动项目多为不用花钱、好学好练、不用受制于环境影响的项目，有一定技术和装备要求的项目较少被选择（图4－5）。

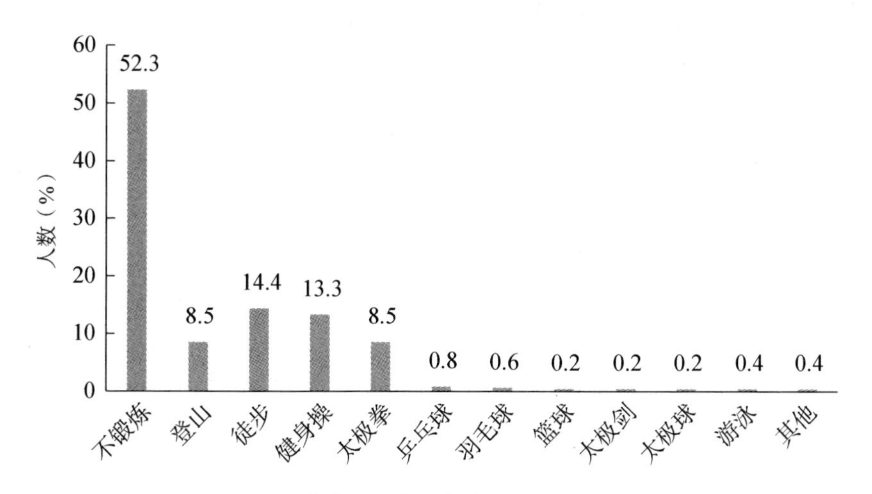

图4－5　甘肃省兰州市老年人运动方式（$N=480$）

5. 高原老年人运动量与强度分析

在对高原老年人运动量与运动强度的分析中发现，41%的老年人平均每天锻炼1.5～2小时，29%的老年人锻炼0.5～1小时，锻炼时间在0.5小时以内的人数占总人数的2%（图4－6）。

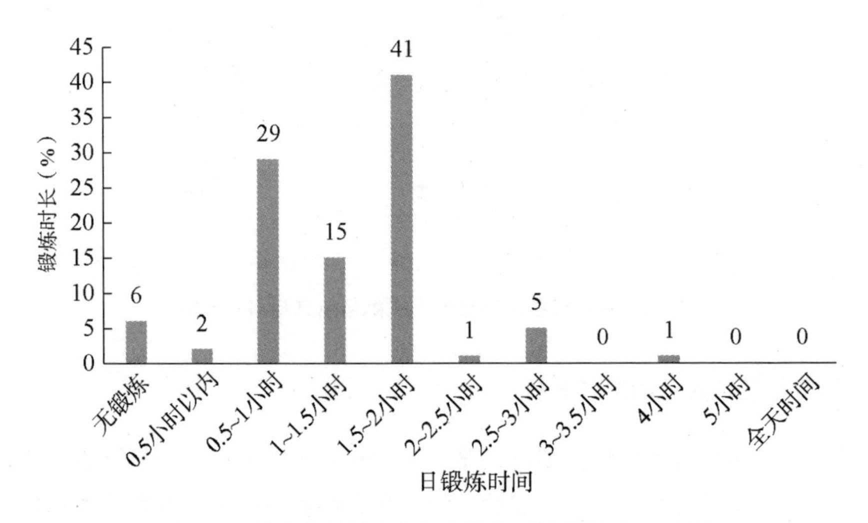

图4－6 甘肃省兰州市老年人锻炼时间分析（$N=480$）

6. 制约老年人健身行为的影响因素

我国城乡居民体育参与率与发达国家相比仍存在一定差距，2007年我国16岁以上城乡居民中仅有44.7%的人参加过一次或以上体育健身行为，远远低于发达国家。

在对制约高原老年人参与健身行为的因素调查后发现，31.9%的老年人认为爱好气是影响锻炼的主要原因，排在第二位的是天气身身体状况，占被调查人数的26.3%，排在第三、第四位的是身体状况和年龄（图4－7）。

由此可见，老年人健身行为受到多重因素影响。首先从内部原因来看，主要取决于个人对健康生活方式的认知、闲暇时间的利用、主观意志品质的差异和健身知识的多寡等。城市老年居民虽然对健身的价值功效持肯定态度，但由于非健康的工作、生活习惯已经养成，社会、家务负担较重等，使得老年人并未形成科学系统的锻炼习惯。甚至由于许多老年人不能掌握正确的运动技能，导致运动损伤事件频发，锻炼效果适得其反。其次为外部原因。调查发现高原老年人较多选择室外场地进行锻炼，天气因素成为阻挠老年人锻炼不能持续的主要原因。另外，社区健身设施的数量及开放度也是制约老年人锻炼的外部问题，这些制约因

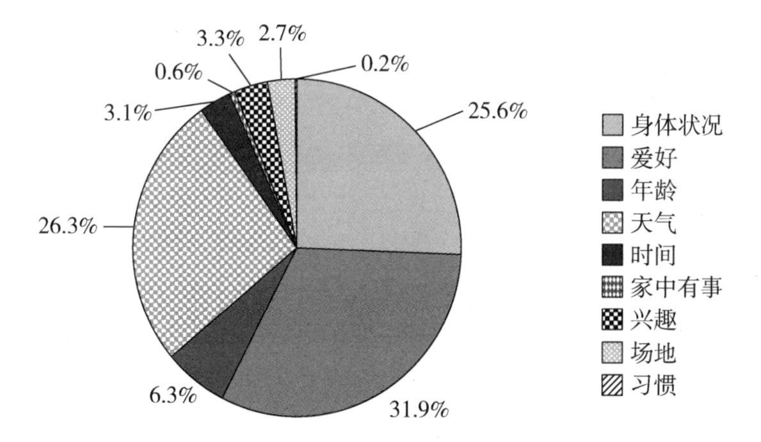

图 4－7　制约甘肃省兰州市老年人健身行为影响因素分析（N＝480）

素随着我国经济发展和“健康中国”建设的全面推进正在逐步改善。

参考文献

[1] 符明秋. 国内外生活方式研究的新进展 [J]. 成都理工大学学报：社会科学版，2012，20（3）：1－6.

[2] 张婷. 享健康生活方式　做健康活力老人 [J]. 中国社会工作，2019（20）：12－13.

[3] 何敏媚，吴明. 北京市某城区老年人居住模式与健康状况关系初步分析——以 EQ－5D 为健康测量量表 [J]. 中国老年学杂志，2009，29（4）：478－481.

[4] 唐钧，刘蔚玮. 中国老龄化发展的进程和认识误区 [J]. 北京工业大学学报：社会科学版，2018，18（4）：8－18.

[5] 中华人民共和国国家统计局. 2010 年第六次全国人口普查主要数据公报（第 1 号）[J]. 中国计划生育学杂志，2011，54（8）：511－512.

[6] 乔晓春，胡英. 中国老年人健康寿命及其省际差异 [J]. 人口与发展，2017，23（5）：2－18.

[7] 古丽给娜·巴热提. 新疆城市维吾尔族老年人居住模式、健康状况与幸福感的关系研究 [D]. 长春：东北师范大学，2018.

[8] 蔡继云，刘玉海. 城市空巢老人社会支持现状调查 [J]. 人民论坛，2013（11）：148－150.

[9] 刘一伟. 居住方式影响了老年人的健康吗？——来自中国老年人的证据 [J]. 人口与发展，2018，24（4）：77－86，96.

[10] 李建新，李嘉羽. 城市空巢老人生活质量研究 [J]. 人口学刊，2012（3）：31－41.

[11] 陈妍霖. 养老方式对中国老年人自评健康、主观幸福感的影响 [D]. 扬州：扬州

大学，2014.

[12] 孙霞，高源，韩秋风. 泰安市老年人健康状况及影响因素研究 [J]. 护理研究，2018，32 (24)：3880 - 3883.

[13] 夏聪，许军，吴伟旋. 我国老年人口的健康状况及影响因素分析 [J]. 护理研究(下旬版)，2016 (7)：2580 - 2583.

[14] 360 百科. 睡眠状态 [EB/OL]. [2019 - 11 - 18]. https：//baike. so. com/doc/5846002 - 6058839. html.

[15] 张胜林，罗梽月，刘艳，等. 甘肃省普通高校研究生生活方式现状调查分析 [J]. 甘肃科技，2018，34 (14)：37 - 40.

[16] 杨永勤，李素芝，张志刚，等. 高原睡眠障碍发病调查分析 [J]. 西藏科技，2010 (2)：28 - 29.

[17] 何兵，李素芝，黄学文. 高原环境对睡眠影响的研究进展 [J]. 医学综述，2013，19 (3)：480 - 482.

[18] 何兵. 汉族男性高原红细胞增多症患者睡眠期间通气与低氧特征研究 [D]. 重庆：第三军医大学，2013.

[19] 赵俊文，魏化冰，熊珊珊，等. ICU 患者睡眠剥夺的研究进展 [J]. 护理学报，2011，18 (7)：31 - 34.

[20] 肖峰. 作为哲学范畴的延展实践 [J]. 中国社会科学，2017 (12)：31 - 51，205 - 206.

[21]《体育词典》委员会. 体育词典 [M]. 北京：人民体育出版社，1984.

[22] 陆耀飞. 运动生理学 [M]. 北京：北京体育大学出版社，2007：210 - 212.

[23] 古翠翠，王岸新. 运动干预对老年人体质健康状况的影响研究 [J]. 四川体育科学，2020，39 (4)：39 - 42.

[24] 岳子渊. 兰州市社区中老年人群运动健身方式与身体素质研究 [D]. 西安：西安体育学院，2018.

[25] 路娜. 邯郸市区中老年人群公园健身活动现状调查研究 [D]. 石家庄：河北师范大学，2015.

[26] 严睿. 藏族锅庄舞体育价值研究 [J]. 体育文化导刊，2009 (1)：134 - 136.

[27] 陈秀莲. 藏族锅庄舞的源流与特征研究 [J]. 陕西教育：高教版，2012 (9)：67，60.

[28] 周瑾. 四川藏区“跳锅庄”的发展演变 [J]. 中国藏学，2002 (4)：79 - 84.

[29] 黄优强. 藏族锅庄舞发展研究 [J]. 四川体育科学，2013，32 (1)：29 - 32.

[30] 王立勇. 从非物质文化遗产视角看锅庄舞的活态传承 [J]. 体育世界：学术版，2015 (2)：53 - 56.

[31] 冯涛，毕研洁. 文化数字化保护视域下藏族民间舞蹈研究——以藏族锅庄舞为例 [J]. 青海民族研究，2016，27 (3)：181 - 184.

[32] 王紫霞．藏族锅庄舞在全民健身计划中的功能及开展对策研究［J］．当代体育科技，2015，5（36）：208－209.
[33] 乔德平，毕研洁．藏族锅庄舞的跨文化教育价值及方式［J］．甘肃社会科学，2013（1）：243－246.
[34] 石雁．藏族锅庄舞的艺术特征［J］．大舞台，2014（8）：221－222.
[35] 毕研洁．锅庄舞：西部人文、社会中的体育价值探究［J］．科学经济社会，2011，29（2）：179－182，186.
[36] 刘清梅．藏族锅庄舞在全民健身中的作用分析［J］．当代教育实践与教学研究，2019（7）：235－236.
[37] 张向华．藏族锅庄舞的教学特点与健身价值研究［J］．内蒙古师范大学学报：教育科学版，2014，27（8）：167－169.
[38] 孙诗杰．西藏健身锅庄舞对中老年女性健康体适能影响的研究［D］．成都：成都体育学院，2013.
[39] 贾华瑞．健身锅庄舞干预对中老年心肺适能及Scl－90量表的评价分析［D］．成都：成都体育学院，2013.
[40] 李建英．藏族锅庄舞对西宁地区老年女性健康体适能的影响［J］．高原医学杂志，2007（4）：44－45.
[41] 曹婷婷．健身锅庄舞对成都地区中老年女性平衡能力干预的实验研究［D］．成都：成都体育学院，2013.
[42] 李微微．西藏民族健身锅庄舞干预成都中老年女性身体成分影响的研究［D］．成都：成都体育学院，2013.
[43] 李慧．健身锅庄舞对西藏中老年人群身体成分及平衡能力影响的实验研究［D］．成都：成都体育学院，2013.
[44] 全国人大常委会办公厅．中华人民共和国老年人权益保障法［J］．老年教育：老年大学，2013（1）：33－44.

第五章　高原老年人运动监控

衰老是不可逆转的自然现象，如何有效提高老年人群的生活质量、保障老年人的晚年健康是摆在全社会面前的现实问题。研究证明，运动能够促进老年人的身心健康，保持良好的生活质量，体育锻炼可以有效改善老年人神经系统、运动系统、心血管系统、免疫系统、呼吸系统等多个系统的功能，提升老年人抗氧化能力及代谢能力，在强身健体、预防疾病等方面作用显著。

科学有效地对老年人进行运动监控，对系统评定老年人的机能状态、控制锻炼负荷、判断运动疲劳和防止运动损伤的发生等具有重要的实践意义，理应成为积极老龄化的重要环节。指导老年人选择适合自己的运动项目、运动负荷并坚持锻炼，才能达到增强身体素质的目的。

第一节　老年人运动监控的原理

运动监控是将运动生物力学、运动医学、运动生理学、运动生物化学等学科的理论与方法应用到个体日常锻炼中，运用综合手段与方法对个体运动计划的合理性及锻炼效果进行监控与评价。具体来说，老年人运动监控就是参考老年人的身体情况，监控锻炼全过程中涉及的方式方法、负荷量与强度及损伤预防等，通过及时、实时调整运动计划，实现运动负荷有效、无害的刺激机体，达到安全健身的目的。

一、老年人运动监控的必要性

（一）老年人的生理功能特点

衰老带来老年人器官系统的退行性变化，其中运动能力水平下降最为明显，具体表现在心肺功能的增龄性退变，肌肉力量的下降，平衡能力及柔韧性的退行性变化等。衰老引起功能水平的下降是不可避免的，但可以通过适当的运动延缓运动能力的下降。因此，在运动过程中针对老年人的身体情况进行监控保障安全就显得十分必要。

（二）运动项目的选择

老年人应根据自身生理特征，最好在专业人士的指导与帮助下选择适合自己的运动项目。大多数老年人宜选择有氧运动项目，如太极拳、健身操、健步走、广播体操、健身气功等。争取达到每周 300 分钟的中等强度，或每周 150 分钟较大强度的有氧运动，或中等和较高强度两种活动量的组合。年轻时有擅长运动项目的老年人选择更多，但需注意减量、减强度，切不可以年轻时的运动负荷进行练习，避免由于骨质疏松及其他系统退化造成的损伤。尽量避免身体冲撞类运动，避免头朝下时间过长的运动。

（三）运动强度的掌控

一般来说，运动负荷由运动量、运动强度构成。以健步走为例，不管耗费多长时间，走了 1 万米，这 1 万米就是运动量，而 10 分钟走了 1 万米和 20 分米走了 1 万米，运动强度就相差了 2 倍，老年人的身体反应就会大不相同。适宜的运动强度与量可以提升运动能力，但运动量与强度不足或过量，均会对机体产生反作用。目前比较推荐的运动量为老年人每日需运动 1 万步左右，其中有 40% 应为中等强度（中等强度为走步时可以说话但不能唱歌）。

（四）防止突发事件

老年人运动过程中的突发事件主要有跌倒或突发心血管疾病。运动过程实施有效监控可以预防突发事件对老年人造成的严重后果，运动监控不但能够及时地对老年人的身体机能进行评定，让老年人了解自己的身体状况，还能为老年人的运动安全提供保障，防患于未然。

二、老年人运动监控流程

老年人运动监控应在运动处方的制定与实施过程中进行。

（一）运动处方的定义

运动处方是由运动处方师依据需求者的健康信息、医学检查、运动风险筛查、体质测试结果，以规定的运动频率、强度、时间、方式、总运动量形成目的明确、系统性、个体化健康促进及疾病防治的运动指导方案[1]。

（二）运动处方的分类

运动处方主要以应用的对象和目的为标准进行分类。

（1）健身运动处方：主要针对一般健身锻炼者，以提高健康体适能、促进健康、预防疾病为目的，一般分为有氧适能运动处方、肌适能运动处方、减肥运动处方等[2]。

（2）竞技运动处方：主要针对运动员，以提高专业运动成绩为目的，如发展爆发力运动处方、发展灵敏协调性运动处方等。

（3）康复运动处方：主要针对疾病患者或功能康复者等，此运动处方也适用于大多数老年人，目的就是辅助治疗与康复[2]。如常见的糖尿病运动处方、小腿功能康复运动处方等。

（三）运动处方的特点

运动处方不同于一般的体育锻炼计划和体育疗法，有如下特点：

（1）运动处方严格按照医学、保健学等学科的基本知识、原理及要求进行制定和实施，具有良好的科学性、高效性，其与药物处方的区别如表 5－1 所示。

（2）运动处方是根据锻炼者身体评估结果制定的，有很强的针对性。

（3）运动处方根据锻炼目的，有明确的长期目标和短期目标，体现了系统性。

（4）运动处方在实施过程中重视自我监督和医务监督，可及时进行微调，有很高的安全性。

（5）运动处方适用范围广，简明易懂，具有良好的普及性。

表 5－1　运动处方和药物处方

类型	运动处方	药物处方
剂量	运动时间、强度、频率（次/周）	每次的剂量及次数（次/天）
总剂量	每周总运动量或能量消耗	某一疗程药物总量
干预/治疗周期	运动处方实施进度	药物使用进度
注意事项	运动的注意事项	药物使用的注意事项

（四）运动处方的基本内容

1. 运动目的

运动处方的根本目的是通过科学、有序的身体活动给予人体一定负荷的运动刺激，使机体产生反应与适应性变化。依照不同的对象、身体健康状况或要求，运动处方的目的如下：

（1）促进生长发育，发展身体素质。

（2）增进体质，提高体适能，延缓衰老。

（3）防治疾病，保持健康。

（4）丰富生活，调节心理，提高生活质量。

（5）掌握运动技能和方法，提高竞技水平。

2. 运动形式

运动形式指根据个体运动处方的目的而采用的专门运动种类或练习手段和方法[3]。现代运动处方的运动形式如下：

（1）有氧耐力运动，包括步行、慢跑、速度游戏、游泳、骑自行车、滑冰、越野滑雪、划船、跳绳、上楼梯等。

（2）伸展运动，包括健身操、广播体操、气功、武术、舞蹈及各类医疗体操和矫正体操等。

（3）力量性锻炼，包括自由负重练习、部分健美操等。

3. 运动强度

运动强度指单位时间内的运动量，其计算公式为：运动强度 = 运动量/运动时间。常用的运动强度指标有心率、梅脱（MET）和自感用力度（RPE）。

（1）用心率指标确定运动强度通常有两种方法：

第一，最大心率百分比（%HRmax）。递增负荷运动实验可直接测定准确的最大心率[4]。若没有直接测定的条件，可通过公式计算：最大心率 = 220 - 年龄。

第二，心率储备百分比（%HRR）。心率储备 = 最大心率 - 安静心率。在实际应用时，用60% ~80%的储备心率加上安静心率，就可以确定运动的靶心率范围。其计算公式为：靶心率 = （最大心率 - 安静心率） × （0.6 ~0.8） + 安静时心率[5]。

（2）梅脱是以安静、坐位时的能量消耗为基础，表达机体各种活动时的相对能量代谢水平的常用指标[6]。静息状态下耗氧量相对值约为3.5毫升，即为1梅脱。

（3）自感用力度（RPE）的主观评价与工作负荷、心率储备百分比、每分通气量、摄氧量以及血乳酸水平高度相关[7]。“RPE ×10”的数值约等于心率，也与50% ~75%最大梅脱值相近。

4. 运动时间

运动时间包括运动的持续时间和一天中的运动时间。运动的持续时间是指除了必要的准备活动与整理活动外，每次运动的持续时间。运动时间设定的依据如下：

（1）应依据运动目的、运动强度以及个人年龄和身体条件来设定能够引起机体产生最佳锻炼效果的运动持续时间。

（2）从锻炼效果与安全性来看，运动时间的安排应至少考虑生物节律和锻炼时的空气环境这两个因素。

5. 运动频率

运动频率是指每周运动的次数。研究表明，每周3 ~4次是最适宜的运动频率，两次间隔不宜超过3天。世界卫生组织推荐18 ~64岁成年人每周至少150分钟中等强度有氧运动，或每周至少75分钟较大强度有氧运动，或中等和较高强度运动的组合。65岁以上老年人每周至少应有3天进行提高平衡能力和预防跌倒的活动，每周至少应有2天进行大肌群参与的强壮肌肉活动。

6. 运动注意事项

为确保运动安全，防止伤害事故，运动时应注意以下事项：

（1）明确指出禁忌的运动项目。

（2）运动过程中若身体不适应立即停止，如心脏病患者在康复运动时出现头晕、气短、胸闷等症状时应立即停止运动。

（3）做好热身活动与放松活动。

（4）明确运动疗法与其他临床治疗的配合。

第二节　老年人运动监控的指标与方法

在体育锻炼实践中，最难掌握的是如何控制适宜的运动负荷。负荷过大，不仅不能提高运动能力，反而会损害身体健康；负荷太小，运动能力提高不明显，达不到预期效果。运动生物化学的各项指标可以从分子水平上客观地反映运动强度、负荷和人体的机能。

一、老年人机能评定时生化指标选取的基本原则

（一）生化指标的可测性与易测性

1. 可测性

可用来评定运动人体机能的生化指标很多，因为机体运动主要是骨骼肌的运动，所以最直接的评定方法是测量骨骼肌中物质的变化。但是，通过活检技术获得骨骼肌细胞，不仅存在技术难题，而且具有损伤性，故普遍难以接受。但骨骼肌细胞中的某些物质经释放后可进入血液，经过代谢后通过尿液排出体外。因此，通过测定血液、尿液中某些生化指标的变化可间接推测骨骼肌细胞的代谢变化[6]。血、尿液的生化指标取样相对容易，测试方法简单，故目前多采用血、尿液生化指标来评定运动人体机能。

2. 易测性

评定运动人体机能的生化指标应具有易测性。生化指标测试在体育锻炼及运

动训练中被广泛应用，经过多年的发展，各方面已有较大改进，如测试方法从损伤性过渡到非损伤性，从普通的化学方法过渡到仪器法，取样从多到少，方法从定性到半定量再到全定量，测试仪器也从半自动化发展到全自动化。改良后的测试方法及测试手段不仅简单易行，而且耗时短。如用普通的化学方法测定血乳酸的含量，往往需要一个多小时，用乳酸自动分析仪则只需几十秒，并且测试的精密度越来越高。因此，在运用生化指标评定运动负荷时，要根据实际情况，采用适当的、简单易行的测试方法与手段。只有这样，才能达到准确、快速评定运动人体机能和运动负荷的目的。

3. 掌握适宜的测试时间

许多指标由于其生化特征不同，运动中变化的特点及规律也不同。因此，准确掌握测试时间非常重要。如运动后血乳酸应分别于运动后的 1 分钟、3 分钟、5 分钟取样，测定尿蛋白的尿样应在运动后 15 ~20 分钟内取样，测定血尿素则应在运动后即刻取样[8]，血红蛋白、尿肌酐等的测试比较特殊，一般在早晨安静状态下取样。如果不按各生化指标的时间变化规律取样，测试结果就会偏离，甚至出现相反的结果。

（二）生化评定的综合性和长期性

生化指标与人体的运动机能、运动强度或运动负荷密切相关。为了更准确全面地评定人体运动机能，应采用多指标综合评定的方式。同时，还必须经过阶段性跟踪测试与综合分析。如血乳酸常被用于评定运动强度，但如果同时测定血清肌酸激酶和尿蛋白，就可使评定结果更为客观。有些生化指标需要一段时间的追踪，如能进行多点测试效果更佳。仅用运动后血乳酸值的多少评定负荷强度，则误差较大。如果能够同时测定运动前的安静值和几周运动后的血乳酸变化值，效果会更好。有些生化指标只测定一两次是不能说明问题的，如血红蛋白的变化，除要求早晨空腹测试外，还必须多次、反复测试，并做系统分析，找出其平均值、最高值和最低值，再与其他生化指标进行比较，才能达到预定的目标[9]。

二、老年人身体机能评定时生化指标的选择

在安静情况下，体内的各项生物化学指标均处于相对稳定的范围。人体在不同的运动状态时，某些化学组成及物质代谢会发生相应的变化，可以根据与之相

对应的生化指标来监测运动中人体机能的变化，进而对运动人体机能做出定性或定量的分析。

（一）用代谢产物作为指标

运动时体内物质代谢过程加快，代谢产物增加，内环境发生暂时的改变，使得血液、尿液、汗液及唾液中某些成分发生改变。因此，可根据它们的代谢产物间接地反映运动时物质、能量代谢的特点和规律[10]，如血乳酸可以反映组织氧供和代谢状态，血氨、血尿素可反映运动时蛋白质代谢状况，而尿酮体则可反映运动时脂肪代谢的状况。

（二）用功能性物质作为指标

机体中存在着许多功能性物质，如血红蛋白是红细胞中运输氧气和二氧化碳的重要物质。因此，血红蛋白的含量可以反映人体的机能状态。血红蛋白低，将影响机体运输氧气的能力，有氧耐力下降。尿蛋白含量可以反映运动人体的机能状态和运动负荷的大小[11]，正常情况下，尿液中含有微量的蛋白质，但当身体机能下降或运动负荷过大时，尿液中蛋白质会增多，形成运动性蛋白尿。此外，血清中免疫球蛋白含量可以反映机体的免疫功能等。

（三）用代谢调节物质作为指标

酶和激素是调节人体新陈代谢的两类重要物质。大部分酶只有在细胞内才能发挥其催化功能，当老年人身体机能下降或运动强度过大时，容易导致组织细胞膜通透性增强，引起血清酶活性的升高。如血清磷酸肌酸激酶（CK）的升高，不仅可以反映运动时骨骼肌的损伤程度，还可以反映运动强度的大小[12]。再如，睾酮和皮质醇是分别调节机体合成代谢和分解代谢的激素。在运动实践中，常用血清睾酮和皮质醇含量以及睾酮、皮质醇（T/C）比值反映人体机能状态。

（四）老年人运动监控常用的生理生化指标

老年人常用的生理生化指标有心率、血乳酸、血氨、血清 CK、血红蛋白、血清睾酮、尿蛋白、尿胆原、尿酮体、血尿素、无氧阈、最大摄氧量及无氧功率等[13]。每个指标的监控目的不同，其功能也不同。在运动监控中，可选用两个或两个以上监控指标来提高监控的科学性。表 5 - 2 中是常用的监控指标，并对其监控目的、功能和来源进行了简要介绍。

表 5 - 2　常用的生理生化监控指标

名称	监控目的	功能	来源
心率	一次/组动作的运动强度，阶段性练习效果	可作为最大摄氧量强度以下强度训练的简易定量指标，对最大摄氧量强度以上的训练只能定性分析；属于辅助性指标	心脏功能
血乳酸	一次/组动作的运动强度	精确定量分析运动强度；运动后血乳酸清除率可反映阶段性有氧耐力训练的效果	糖酵解的终产物
血氨	一次/组动作的运动强度	主要用于评定极限或亚极限强度无氧运动中磷酸原（ATP - CP）系统供能情况	大强度运动中单磷酸腺苷（AMP）的降解
血清 CK	一堂训练课或一个训练日的训练负荷强度及肌肉的恢复情况	通过测定运动员对一堂课/一个训练日训练负荷强度的肌肉反应来反映该堂课/训练日训练负荷强度；测定次日恢复值可评定肌肉的恢复情况，连续测定恢复期值可以监测一个小周期训练负荷强度的变化	大强度运动造成骨骼肌细胞或心肌细胞受损、凋亡。由肌细胞中渗透到血液
血红蛋白	一堂训练课或一个训练日的训练负荷强度或量	既能够反映训练负荷强度，也可以反映训练负荷量度，主要根据训练课所着重的训练目的、方法，并结合训练成绩来评价；连续测定恢复期值可以监控一个小周期训练负荷的变化	造血机能
血清睾酮	一个训练周期训练负荷	反映一个训练小/大周期训练负荷，尤其以评价大周期训练负荷为主	由垂体 - 性腺轴调控，由性腺分泌

续表

名称	监控目的	功能	来源
尿蛋白	一堂训练课或一个训练日的训练负荷强度或量	既能够反映训练负荷强度，也可以反映训练负荷量度，主要根据训练课所着重的训练目的、方法，并结合训练成绩来评价；测定次日恢复值可评定机体的恢复状况，连续测定恢复期值，可以监控一个小周期训练负荷的变化	肾小球滤过率升高，肾小管重吸收率下降及分泌增加
血尿素	一堂训练课或一个训练日的训练负荷量	反映耐力训练负荷量；测定次日恢复值可评定集体的恢复情况，连续测定恢复期值可以监控一个小周期训练负荷量的变化	蛋白质和氨基酸分解最终代谢产物
尿酮体	一堂训练课或一个训练日的训练负荷量	反映耐力训练负荷量；属于辅助性指标	脂肪酸分解代谢中间产物
无氧功率	一个训练周期无氧训练效果	评价一个周期无氧训练方法和负荷安排的合理性、有效性	无氧代谢能力
最大摄氧量	一个训练周期有氧训练效果	评价一个周期有氧训练方法和负荷安排的合理性、有效性	有氧代谢能力
无氧阈	一个训练周期有氧训练效果	评价一个周期有氧训练方法和负荷安排的合理性、有效性	有氧向无氧代谢转变能力

（引自：冯连世，冯美云，冯炜权．运动训练的生理生化监控方法［M］．北京：人民体育出版社，2006.）

三、运动处方的制定与实施

（一）运动处方的制定

1．运动处方制定的原则

（1）因人而异。根据个体差异制定符合客观条件及主观诉求的运动处方。

（2）有效性。制定和实施应有利于改善运动者和患者的功能状态。

（3）安全性。执行过程应选择安全的活动场所，防止危险发生。

（4）全面性。在运动处方的制定和实施中，应注意维持人体生理和心理的平衡，以达到“全面身心健康”的目的。

运动处方案例如表5－3所示。

表5－3　运动处方案例

步行处方
姓名________　　　年龄________　　　日期________
推荐体力活动水平：中等强度
每天运动时间：30分钟
每周运动天数：至少5天
运动强度：在运动中达到可以交谈但不能唱歌的强度即可。
终止运动：如果在运动中感到胸痛，或者呼吸过度急促感到不舒服时立即终止运动。
署名________

2．运动处方制定与实施的内容

（1）健康信息筛查：疾病史、家族史、体力活动水平。

（2）医学检查：心率、血压、心电图；血脂、血糖。

（3）运动风险评估：自我筛查（PAR－Q问卷）；专业筛查（危险分层）。

（4）体质测试评价：心肺耐力、肌肉力量、肌肉耐力、柔韧性。

（5）制定运动处方：运动目的；FITT－VP原则；运动目标；注意事项。

（6）实施过程监控及微调整。

（7）实施效果评价（4～6周）：体质、疾病、心理。

（8）根据评估结果调整运动处方。

（9）实施效果再评估，修订运动处方。

（二）运动处方的实施过程

运动处方的实施是按照运动处方的内容进行体育锻炼的过程。长期运动处方在实施过程中应开展定期检查，健身运动处方要注意阶段性的体力测试，治疗康复运动处方要保证医务监督。

1. 准备阶段

从安静状态到初步调动起各器官、系统的功能使其逐渐进入运动状态，逐渐适应该阶段的运动强度，避免出现心血管、呼吸等内脏器官系统突然承受较大运动负荷而引起的意外，避免肌肉、韧带和关节等运动器官的损伤。

准备阶段采用的活动多为小强度的有氧运动，如步行和慢跑，以及伸展性体操练习等，持续时间可根据不同的运动阶段进行调整。在开始健身运动的早期，准备活动的时间可为 10 ~ 15 分钟；中后期，准备活动的时间可减少至 5 ~ 10 分钟。一般建议老年人的准备活动时间可适当延长，以便积极调动身体。

2. 运动阶段

运动阶段是运动处方实施的关键，其任务是通过实施运动处方中的运动项目达到健身或康复的目的。运动阶段的运动内容、运动强度、运动时间等应按照运动处方的规定实施。

3. 整理阶段

整理活动的主要作用是避免出现因突然停止运动而引起的心血管呼吸系统、植物性神经系统的不良症状，如头晕、恶心、重力性休克等。整理活动一般有放松跑、放松体操、自我按摩等。

（三）运动处方实施过程的自我监控

自我监控是指通过对运动过程中多项指标的采集与分析，及时、准确地了解运动中和运动后身体的反应，客观地评价身体状态、疲劳程度和机体的恢复情况，以监控和调节运动量，对预防过度运动和运动损伤有积极作用。常用方法如下：

1. 测心率

心率作为自我监控的重要指标具有测试简便、易操作的特点，对于了解健身运动者身体状态、评定运动强度、反映疲劳程度等多方面具有重要作用。

（1）基础心率。基础心率可以用晨脉表示，即早晨醒后起床前的脉率。一般情况下，在健身运动时期，晨脉基本是稳定的或随着身体机能水平的提高略有下降[2]。

（2）运动过程中的心率。运动中的心率与运动强度有关。通常用运动后即刻10秒脉搏数乘以6作为运动时每分钟的心率。参照运动适应理论，随着运动能力的提高，完成相同负荷时，心率应呈逐步下降趋势。

（3）运动后的心率。运动后，心率可缓慢恢复到运动前状态。身体疲劳或运动强度过大时，心率恢复时间延长；反之，心率恢复速度快。

2. 测血压

血压的变化与运动强度和运动性质有关。运动后，收缩压的上升和舒张压的下降均较为明显，且恢复较快，表明身体机能良好。运动后，收缩压明显上升，舒张压也上升或血压反应与强度刺激不一致，恢复时间延长，则表明机能状况不佳。连续数周出现安静舒张压增高至超过日常水平、安静脉压差减少的数值超过日常水平的状况、安静心率每分钟增加次数超过日常水平6次，则提示运动者的身体机能状况不佳。

3. 测体重

用体重对运动者进行机能评定时，一般每周测量1～2次。也可以在运动前、后测量体重，并结合其他生理指标的变化来了解机体运动后的恢复情况。

成年人的体重恒定，初参加运动者体重稍有减轻，经过一段时期后可能有所回升。运动后体重下降不超过0.5千克。如体重呈进行性下降，应注意是否有某种消耗性疾病或严重过度疲劳。反之，如体重增加，皮脂增厚，则表明运动量太小。

4. 结合自感用力度（RPE）

运动中的自感用力度偏主观感觉，心率变化是机体对运动负荷的客观反映[13]，两者结合可以更准确地评价身体对运动量的反应。

运动结束后，通过RPE可对运动量的适宜程度做出初步判断（表5－4）。比如，运动后全身微出汗，肌肉略有酸痛、疲劳感，但感到舒适愉悦、气宇轩昂，运动后食欲和睡眠状况良好，次日精力旺盛、疲劳消除，有继续运动的欲望等均是运动量适宜的表现；运动后大量出汗、头晕眼花、胸闷气短、感觉很疲惫，脉搏在运动后20分钟尚未恢复到正常水平，食欲不佳，睡眠剥夺，无运动欲望等是运动量过大的表现；运动后身体无发热感，未出汗，脉搏无明显增加是运动量不足的表现。

表 5-4 主观体力感觉等级表

自我感觉（self-perception）	等级（Grade）
根本不费力	6
	7
极其轻松	8
	9
很轻松	10
	11
轻松	12
	13
稍累	14
	15
累	16
	17
很累	18
极累	19
精疲力竭	20

（引自：冯连世. 运动训练的生理生化监控方法［M］. 北京：人民体育出版社，2006.）

四、生理生化监控对老年人运动的作用和意义

（一）评定与监控机能状态的依据

老年人运动时承受一定的运动负荷，进而产生心理和体力的应激反应。当然，也有非人为形成的应激源，如寒冷、炎热的气候、高原的缺氧等。缺氧刺激对高原老年人锻炼效果有一定的影响。持续低氧刺激使得高原老年人应激水平下降，这表明机体出现了“节省化”趋势，趋于平衡状态[14]。为了形成新的应激反应，就必须提高应激源的水平。既然无法改变环境因素所给予的刺激，那就应该在运动中循序渐进地提高运动负荷水平。提高运动负荷应在自身所能承受的最大范围内，如若超量则会危害身体健康。因此，对老年人的运动进行科学监控也是非常必要的。

1. 不同指标对运动负荷的评定特点

不同运动者在同一运动负荷刺激机体反应是不同的，这些不同的影响可以通过生化指标来反映。运用生化指标准确地评定运动负荷，不仅可以达到调控运动负荷、有效提升锻炼的效果，还可以通过个体在运动过程中生化指标的动态变化评价机体对运动负荷的适应。目前，常采用血乳酸、尿蛋白、血清肌酸激酶等生化指标评定运动强度[10]，采用血尿素、血红蛋白、血睾酮和尿蛋原评定运动负荷，采用尿肌酐和乳酸阈评定运动效果等。

2. 评定运动性疲劳和恢复状况

老年人由于自身机能下降，在运动时为取得良好的锻炼效果，必须严格把控运动过程中的负荷强度以及运动后的恢复。若采用生化指标监控到老年人在运动后机能状态尚未恢复，则可暂停运动，待恢复后再进行锻炼。此外，可以按照生化指标的评定结果，结合老年人身体机能状态制订合理的训练方案。

（二）评价运动效果的依据

老年人的训练效果可以通过自我主观感觉进行评价，也可通过日常活动能力（通过简易测试对比分析）是否提高来反映。当然，生化指标的监控是反映老年人身体状况最准确、最全面的手段。通过测定某些针对性很强的生理生化指标，如心率、血乳酸、血清 CK、血尿素等，反映运动负荷、运动强度的大小及运动的效果，了解练习方法或手段对提高老年人某种运动能力的效果，并根据评价结果，对锻炼策略进行修改与完善。

（三）评定运动者营养状态的依据

人体物质代谢能力影响运动能力，而物质来源于对外界食物的摄入。通过监测运动中人体的物质代谢产物，有针对性地补充营养物质，是有效保证人体较好机能状态的重要手段。如根据人体运动产生的酸性物质对人体内环境的影响，有意识地选择相应酸性或碱性食物达到酸碱平衡的目的，或根据运动中机体的糖类、脂肪和蛋白质的消耗量，指导运动后能源物质的摄入比例等。

五、运动监控中应注意的问题

（1）应使用多指标综合评定。以受独立因素影响的指标为主，受多因素影响的指标为辅，如以尿蛋白（PRO）为主、血红蛋白（Hb）为辅。

（2）应结合运动者对运动负荷的完成情况进行评定。

（3）应将运动后的指标特征与次日晨的变化情况结合起来评定。

（4）指标采集的时间应以运动完成后变化的峰值为准。

（5）应坚持“个体化原则”，即考虑不同个体之间的差异，同一个体在不同运动阶段的差异等。

（6）应以运动前所监控的基础值作为评价基础，以变化量作为评价依据。

第三节　高原老年人运动监控的实施

在科技化、信息化日益发展的今天，社会各领域都取得了十足的进步并迎来了翻天覆地的变化。体育作为社会发展不可或缺的部分，也取得了较大发展。在高科技应用到体育领域的当下，体育不再是单纯依靠体力和技术进行的活动，而是在科学技术的指导下依靠科学运动提高运动能力的动态过程。科学运动的前提是拥有良好的、科学的运动监控，老年人在运动过程中更应该注重有效监控，为科学运动奠定良好的基础。对老年人来说，运动监控实施就是根据老年人运动项目特点及其身体状况，选择相应的指标对老年人的运动能力进行监控，及时反馈并调整运动计划的过程。

一、高原老年人运动监控的基本原则

（一）运动需要原则

运动需要原则是根据高原老年人的运动能力及其机能状态设置运动负荷内容和手段的原则。运动监控首先应该保证老年人运动的安全性，其次应为老年人参加竞赛或表演活动提供前提保障，实时监控机能状态对老年人健康保护显得尤为重要。

（二）项目特点原则

高原老年人运动项目主要以有氧运动为主，以健步走、太极拳及广场舞最受大家喜欢。运动计划的制订、运动负荷的安排及运动的有效控制都是由项目特点决定的。实施运动监控也应根据运动项目本身的特点来展开。

（三）结合运动处方原则

条件允许的情况下，老年人运动前应先制定出一套合理的运动处方。运动处方是对运动过程实施有效控制的基础，运动处方的制定与实施是运动过程的中心环节。运动处方可使老年人的运动更加合理化、科学化，根据自身健康水平、运动能力、身体素质制订出的一套个性化、系统化的方案，明确设定其运动负荷，在保证老年人达到运动效果的基础上实现科学化。目前，我国已有多省市地区将运动处方纳入医保范畴，相信不远的将来将做到全国普及。

（四）针对个人原则

老年人的身体状况、健康水平、运动能力各不相同，应按照自身情况有针对性地开展运动，以避免盲目运动对身体带来的损害。运动过程中负荷的强度需严格把控，针对老年人身体情况进行个性化设置方可达到预防损伤、提高运动效果的目的。

二、高原老年人运动监控实施的基本原则

运动监控是一项计划性、针对性和目的性都很强的科学研究工作，既有严格按照实验计划操作的特点，又有随时根据练习者身体状态和运动计划进行调整的灵活机动的特点，这归结于运动监控的最终目标。在具体的操作中，需遵循以下原则：

（一）个性化

在对高原老年人的动态活动进行监测时必须考虑个体差异性的影响。个体在

自身条件限制范围内发生的相对稳定的变化，为我们动态观察训练效果和科学评估训练手段提供了依据，在运动监控过程中必须重视个性化原则。

（二）系统化

系统化即测试流程、方法、手段的一致性。系统化原则包括以下两点内容：

（1）测试条件、指标、仪器方法与测试人员等都应该尽量保持一致，尽可能地排除非运动因素的干扰，以减少误差。

（2）运动期间的安排应有目的性、计划性及针对性。明确训练目的、有针对性地制订训练计划，达到训练效果后根据每个阶段或层次进行有效评估，体现了系统性和科学性。

（三）指标选择合理化

测试指标的选择应做到合理化，即“最小化测试，最大化有效信息”。首先，尽量将测试的次数、规模和耗费都降至最低水平，这不仅是出于经济方面的考虑，也是为了避免对运动过程产生干扰。其次，根据“有效和准确”的原则选择指标，虽然血乳酸、血清 CK、血尿素等都可以单独作为评价运动负荷强度和负荷量的有效指标，但毕竟它们都有各自的影响因素，有条件的话可结合其他指标来提高信息的可信度。最后，在运动监控实施过程中可以合理选择和搭配指标，比如加入主观心理量表丰富指标的表征。

（四）规范化

主要指测试过程中仪器设备使用与操作的规范与合理，尽量降低系统误差和偶然误差对测试结果带来的影响，使测试结果尽可能真实地反映运动效果。规范化的测试是保障科学运动的根本要求。

三、高原老年人运动中的自我监测

老年人健身过程中应坚持因人而异、循序渐进、持之以恒等原则，并应特别注重对个人身体状况的自我监控，防止过量运动带来的负面反应。一般说来，老年人在健身运动中，可以从以下几个方面进行自我监测：

（一）呼吸

在锻炼过程中，因需氧量增多，呼吸的加快属于正常现象，呼吸次数一般以每分钟 24 次为宜。如在运动中出现反复咳嗽、胸闷气短等症状，则应减少运动量或停止运动。

（二）心率

心率可从脉搏测量中获得。一般来说，60 岁以下的中老年人，若脉搏未超过 120 次/分钟，说明运动量适宜；如果每分钟达 130～140 次，则表明运动已超量，应减少运动量，以免心脏负荷过重[15]。60 岁以上的老年人，运动中的心率应保持在每分钟不超过 110 次，如出现脉搏次数减少或脉率不整齐的状况，应立即停止锻炼，并及时就医。一般健康的老人在运动后 10 分钟内，脉率会恢复正常，如不能及时恢复，说明运动量偏大，应予以调整。

（三）饮食

老年人通过适量运动，可改善胃肠消化功能，增进食欲，但切忌暴饮暴食。若食欲下降，需考虑运动项目和运动量是否合适，应进行适当调整。

（四）睡眠

适量运动可改善睡眠状态。若经过一段时间的锻炼，引起了各种睡眠障碍，且出现腰酸体痛难忍的情况，则需考虑是否运动过量，应及时进行调整。

（五）疲劳

一般说来，老年人在运动后，特别是刚开始锻炼后，会有轻重不等的疲乏感。但经过一段时间的锻炼，其适应性增强后，疲乏感会逐渐消失。如果在健身锻炼后，不仅不觉得轻松愉快、精力充沛，反而疲惫感越来越重，甚至产生厌倦感，则说明运动量过大，应适当调整。

（六）体重

老年人在健身运动的过程中，可每周测量体重 1～2 次，且最好在每周的同一时间测量。一般而言，刚开始锻炼的人，在 3～4 周后体重会适当下降，这是新陈代谢增强、消耗增多、脂肪减少的缘故[16]，随后体重会相对恒定在一定的水平上。如果体重呈“进行性”下降，可能是运动过量或其他原因，应及时查明。

在老年人运动监控的实施过程中，其监控指标的选取是实施监控的重中之重。可以根据项目特点、老年人自身特征及身体机能状态选择合理的监控指标，对老年人运动进行监控。运动监控的实施应贯穿于老年人运动的始终，有效的实施手段与科学合理的方法是运动监控取得成效的必要条件。

参考文献

[1] 杜俏俏．健康体适能的研究与应用现状［J］．健康教育与健康促进，2017，12（4）：304－308.

[2] 雷芗生，陈翼建．老年人健身运动处方与自我监控［J］．福建体育科技，1997（2）：36－40.

[3] 步斌，侯乐荣，周学兰，等．运动处方研究进展［J］．中国循证医学杂志，2010，10（12）：1359－1366.

[4] 綦焱朱，苑文．心率监控在太极拳训练中的实证研究［J］．中华武术（研究），2019，8（6）：72－74.

[5] 刘向辉，彭仁华，谢小龙，等．等张运动与等长运动相结合的康复方案对高血压患者血压及血浆内皮素的影响［J］．中国临床康复，2005（40）：95－97.

[6] 贾潇，薛晓婧，孔振兴，等．20m 折返跑推测 20～29 岁成年人的无氧阈强度［J］．中国组织工程研究，2021，25（14）：2231－2235.

[7] 谭泽芹，周付涛．普通高校田径教学课中的生理负荷强度分析［J］．生物医学工程学杂志，2010，27（2）：315－319.

[8] 毕学翠，詹建国．高强间歇运动恢复期肌氧饱和度与心率、血乳酸变化关系的研究［J］．成都体育学院学报，2019，45（4）：105－112.

[9] 林文弢，林丽雅．试论运动负荷评定的生化原理［J］．广州体育学院学报，1996（3）：6.

[10] 冯连世．优秀运动员身体机能评定的方法及存在问题［J］．体育科研，2003（3）：49－54.

[11] 闻博．设计四维结构计划探索运用田径跳跃训练［J］．吉林师范大学学报：自然科学版，2014，35（2）：153－156.

[12] 刘丰彬．运动训练与肌酸激酶及其同工酶研究进展［J］．四川体育科学，2014，33（1）：42－46.

[13] 周文军，金宏伟，李坚．心率在运动训练监控中的运用［J］．长沙大学学报，2007（5）：114－117.

[14] 董静梅，汪继兵，秦黎黎，等．高原环境下运动氧化应激与免疫反应相关联的生物标志研究进展［J］．环境与职业医学，2015，32（5）：486－490.

[15] 许永付．老人运动的自我监护［J］．中国民康医学，2004（6）：390.

[16] 曾勇．老年人如何进行体育锻炼［J］．湖南科技学院学报，2005（6）：261－262.

第六章　高原老年人运动损伤与防治

老年人发生运动损伤的原因有很多，但多与其自身的生理机能衰退相关，比如由于肌肉萎缩导致的力量下降，由于神经兴奋性降低导致的平衡能力衰退，行动速度减慢及骨质疏松带来的承重能力减弱等。如何有效避免老年人运动性损伤，是保持其健康、积极生活的前提，中医“治未病”的思想与体育科学中“运动是良医”的理念不谋而合。从个体出发进行科学锻炼、实时监控锻炼负荷不仅可以使老年人保持良好的生理状态，减少运动系统损伤带来的生活不便，还可以娱乐身心，使老年朋友获得幸福感。

第一节　高原老年人常见运动损伤

一、运动损伤概述

运动损伤指在体育运动中，没有完全遵循人体运动的生物规律调控身体姿态和运动强度时导致的人体组织、器官结构损坏或生理功能的紊乱。运动损伤的发生主要与运动项目、运动环境、运动装备、运动技术以及训练方法等因素有关，运动损伤主要发生在人体运动系统，也包括血管系统和神经系统的损伤。

二、高原老年人运动损伤的分类及机制

海拔高度的增加导致空气密度降低，空气中水蒸气相应减少，使得人体血液、肺泡中的氧分压降低，动脉血氧饱和度下降等。久居和世居高原的老年人关节及周围软组织对缺氧、寒冷的耐受程度明显降低，更易发生慢性劳损，这也是血液循环受到限制而加速关节软骨退变的结果。

高寒地区冬季因积雪堆积导致地面的光滑，程度远高于其他地区，加之由于

衰老引起的体能下降、协调性与灵敏性的降低，以及技术动作完成不规范等原因，极易引发老年人关节挫伤和软组织损伤，致使老年人面临巨大的损伤风险。老年人致伤项目主要以快走、广场舞、慢跑、爬山、跑步、拉伸动作等为主[1]。根据性质和特点，常用的运动损伤分类方法有以下四种：

（一）按损伤部位分类

按照损伤的部位可以将高原老年人在运动中的损伤划分为上肢损伤、下肢损伤和躯干损伤。高原老年人损伤部位主要以下肢损伤为主，其中膝关节损伤最多，其次是足踝部、腿部损伤；上肢损伤主要以手腕部、肩部、肘部为主；躯干损伤以腰背部为多[1]。不同运动方式造成损伤的部位略有不同，下面就不同部位的损伤特点及其机制进行详细介绍。

1. 肩关节损伤

肩关节损伤最明显的症状就是肩部疼痛。若肩关节囊松弛，韧带薄弱，长时间运动会因外力过大而导致肩关节脱位[2]。肩袖由冈上肌、冈下肌、小圆肌、肩胛下肌的肌腱组成，附着在肱骨大结节和肱骨解剖颈周围，内侧和关节囊紧密连接在一起，外侧是三角肌下滑囊。当肩关节周围的组织受到挤压时，肩峰下滑囊便会受到反复摩擦和挤压，从而引起肩袖损伤。肩关节损伤后极易引起其他部位的并发症，如骨膜撕拉断裂、颈腕部损伤等。

2. 肘关节损伤

通常手持器械类的运动项目，必然少不了肘关节的参与，因此肘关节更易受损，如网球肘。肘关节常见的损伤有内侧副韧带断裂、肱骨内外上髁炎症等。导致肘关节损伤的原因多为扭伤、拉伤、撕裂伤等，以及由这些原因所导致的屈伸及内收外展活动受限[3]。用力伸腕时，肘关节做旋前的动作，长时间的支撑会导致外上髁受损，由于肘关节活动角度缩小，继而引发前臂扭伤。

3. 腕关节损伤

由于腕关节囊松弛，常出现损伤的部位为桡侧、背侧及掌侧。桡骨茎突骨折会导致中间舟状骨损伤[4]，常伴有“鼻烟窝”肿胀。腕软骨盘的尺骨小头在反复被撞击后导致下桡尺关节损伤和纤维软骨盘脱位甚至撕裂，故而当腕部反复进行旋转动作时会引起腕部疼痛加剧。同时，腕关节的损伤还可能会出现指肌拉伤，如指肌纤维撕裂等间接性损伤。

4. 髋关节损伤

髋关节的损伤主要是老年人在跳广场舞或打太极拳的过程中发生的，由于髋关节时常处于屈曲、外旋外展或内旋状态，所保持的蝴蝶状姿态在一定程度上容易造成髋臼撞击综合征，严重时将导致盂唇撕裂。例如，老年人在跳广场舞时经常做扭腰转髋的动作，训练程度不足或热身不够的老年人极易因髋关节的灵活度不够扭伤髋关节。

5. 膝关节损伤

膝关节作为人体重要的承重关节，在下肢关节损伤发病率中居于榜首。通常老年人膝关节的损伤主要有膝部韧带损伤、关节软骨损伤、半月板损伤、髌骨脱位以及髌骨肌腱组织劳损等。膝关节为稳定关节，以屈伸动作为主。膝关节损伤通常会出现因半月板或十字韧带损伤带来的膝关节微屈位和痉挛，而更为严重的是，长期的损伤会导致膝关节积水积液，膝关节活动时会有清脆的响声并疼痛。当人体处于半蹲位时，膝关节内外侧副韧带相对松弛，关节稳定性下降，股骨承受的力量较大，突然发力常会导致髌骨劳损，膝关节酸软疼痛，易引发髌骨前沿损伤甚至脱位。膝关节损伤程度加深时，可明显感觉到膝关节疼痛加重。老年人常表现为膝前疼痛，上下楼梯时尤为严重，膝关节内常有积液，并伴随骨头肿大并向外突出等症状。

6. 踝关节损伤

踝关节的损伤通常为足的内翻外翻、韧带等组织部分断裂或完全断裂、跟腱炎或跟腱损伤、踝关节周围腱周组织的断裂。由于踝关节外侧韧带较为松弛，内侧较为紧张，一般踝关节损伤多在外侧。同时，有些老年人由于自身脚型的问题，在运动时也会出现足部酸痛、麻木、僵硬，这些都会增加踝关节损伤的风险。

（二）按损伤类型分类

按照损伤类型可将运动损伤分为软组织损伤、关节损伤、骨损伤等，其中关节损伤最为常见。大部分老年人关节损伤后表现为关节肿痛及关节炎症，也有部分老年人表现为关节扭伤，其次是软组织损伤。因高原老年人的软组织对缺氧、寒冷环境的耐受力明显降低，所以更易发生慢性损伤，常见的损伤发生在韧带、肌腱、骨骼肌、半月板。此外，由于老年人骨密度降低，在运动中也常发生骨折，常见的为脊柱压缩性骨折等。

（三）按损伤性质与程度分类

按照损伤的性质，可将运动损伤分为急性损伤和慢性损伤，急性损伤发生率较高，慢性损伤和急性转慢性损伤也较为常见。随着年龄的增长，急性损伤的发生率也会增加。根据损伤程度，可将运动损伤分为轻、中、重三个不同级别。国内关于老年人运动损伤的研究结论为我国老年人多发轻度和中度运动损伤。

（四）按损伤特点分类

高原老年人运动损伤常具有多发性，表现为发生率高、损伤部位多、可造成损伤的运动类型多等。老年人由于年龄不同，导致身体能力差异较大，故而损伤的部位、程度等具有强烈的个体特殊性和复杂性。老年人运动损伤还具有严重性和集中性，老年人运动损伤虽然多发，但损伤部位主要集中于身体的中下部。且与青壮年相比，损伤程度更严重，恢复难度更大。

第二节　高原老年人常见运动损伤成因

一、导致高原老年人运动损伤的生理因素

（一）心血管系统

衰老会引起血管壁弹性减退，常伴有血管脂质沉积，导致血管硬化、脆性增加，这也是老年期血压升高的主要原因[5]。体育运动时心血管系统工作负担增加，容易产生眩晕、肌无力等症状，严重时可导致老人跌倒。因此，通过心率监控老年人运动负荷显得尤为重要。虽然不同年龄安静时的心率变化很小，但极限运动时所达到的最大心率是随着年龄增长呈下降趋势的，通常用来估算最大心率

的公式为：

最大心率 = 220 - 年龄

老年人能够达到的最高心率水平可以基于此公式计算得到，运动时适宜心率一般定义为最大心率的65% ~85%。比如，65 岁老年人锻炼时能够承受的最大心率为 155 次，而较为适宜的心率为 101 ~132 次。心脏机能与年龄高度相关，85 岁的老年人安静时心输出量大约会降低 30%，且会出现心肌肥大的现象[6]。老年人完成轻微的运动负荷即可达到与青年人相似的心输出量，若进一步增加运动负荷，心输出量的增加将会引发心血管疾病风险。85 岁人群安静时的心输出量比 25 岁安静时减少 58%，65 岁的老年人则比青年人减少 20% ~30%，而人在从事高负荷工作时会出现限制心率和心输出量的反应。此外，极限运动后老年人的基础代谢率、血压、耗氧量的恢复和二氧化碳的清除等都是较慢的。老年人心脏的最大输出量减少，将降低其最大吸氧量和工作能力，60 ~75 岁的老年人通常能达到最大吸氧量的 17.5 ~24.6 毫升/千克体重，而当年龄增加至 75 岁以上，其最大吸氧量降低至 7 ~14 毫升/千克体重[6]。

（二）呼吸系统

随着年龄增长，胸壁的运动减少，人体对肺作用的依赖性增强，更多的需要依靠增加胸肌的工作来克服肺泡弹性的不足，这种机能变化带来的结果是呼吸次数增加，而不是通过增加胸廓的活动度来增加吸氧量。

（三）神经系统

由于增龄和运动能力的影响，神经系统也会发生变化，主要体现在中枢及周围神经系统反应时和神经传导速度下降 10% ~15%，二者均会对感觉的灵敏性和临界值产生影响。老年人正常活动受到视觉、前庭感觉和本体感觉三种感知觉系统的调控。视觉系统中的深度视觉、视敏度和外周视野会随着人体的衰老显著衰退，这无疑加剧了老年人维持身体平衡的困难程度。前庭感觉系统主要负责帮助人体定位头部空间的位置，前庭感觉功能衰退将导致老年人无法长时间保持站立平衡，这也是老年人经常会有头晕眼花的原因。本体感觉的衰退会导致反应迟钝及四肢对空间位置的掌握能力变差，使老年人在身体失去平衡时难以快速做出调整。研究表明，运动能够有效预防中枢和周围神经系统的衰老，强化人体感知系统，对老年人大有裨益。

（四）新陈代谢

基础代谢率和最大吸氧量随增龄而逐渐下降，有锻炼习惯的人下降幅度相对较小。随着年龄增长，身体肌肉减少而脂肪增多，葡萄糖耐受力逐渐下降，但胆固醇和低密度脂蛋白胆固醇水平增高，高密度脂蛋白胆固醇则没有变化。运动有利于增加最大吸氧量、降低体脂和增加肌肉维度，但对久坐或缺乏锻炼的老年人来说，这些益处却很少体现。

（五）肌肉骨骼系统

人体衰老过程中，骨含量下降，并且变为多孔形态，硬度降低，这种因骨物质含量减少导致的结果被称为“骨质疏松症”。这种症状的外在表现为正常人体身高下降、弯腰驼背等，此类现象在老年人中十分普遍。患有“骨质疏松症”的老年人极易发生骨折，腕部、髋部和脊柱等部位最为常见[7]。其中，脊柱弯曲对老年人的影响极为深远，会导致老人颈部及头部转动困难、行走困难，严重者难以坐起。

35 岁以上的妇女骨密度流失率大约为每年 1%，男性大约 55 岁以后开始出现骨密度的损失，到 70 岁时可损失 10% ~ 15%。钙摄入量不足、糖尿病、肾结石或长期卧床等可以加速骨骼损失，骨骼强度降低引发的骨折已成为导致老年人骨折发病与病死的重要原因[8]。年龄增长导致肌纤维的体积和数量均有所下降，65 岁老年人相比于青年，肌力大约减少 20%，力量的衰退会限制老年人的各类活动，力量严重减退会使老年人平衡能力急剧下降，而加强锻炼有助于肌肉粗壮、肌肉组织的抗氧化能力增强等。

二、导致高原老年人运动损伤的心理因素

人们在参与健身锻炼时，常由于激烈的对抗产生过分激动的心理活动，大脑皮质兴奋度过高、过强，情绪易过度紧张且不稳定。此时，动作的自我控制与调节能力减弱，活动中错误动作、多余动作的出现，可导致老年人机体损伤。

老年人健身锻炼心理预测的“风险认知”与“运动能力判断”与运动损伤的发生呈现正相关[8]。反之，老年人在健身锻炼的过程中，运动损伤的发生也会影响老年人健身锻炼的“风险认知”和“运动能力判断”。因此，应积极探索老

年人健身锻炼时心理预测因素之间的关系及其与老年人健身锻炼运动损伤发生之间的相关性，尽可能地降低运动损伤发生的风险。有研究表明，老年人在健身锻炼中对运动的风险认知得分与损伤概率呈负相关[7]，说明老年人健身锻炼的风险认知系数越高，其发生运动损伤的概率就会越小；反之，当老年人对其参与的运动风险认识偏低时，发生损伤的概率就会增加。

从运动心理学来看，老年人在健身锻炼时，如果对自身运动能力的判断过高或过低，均可能导致其选择并参与不适合的运动项目，进而会产生所谓的尝试困难和危险技术的意识，内心没有必定成功的信念作支撑，导致心理紧张、压力较大等，引发运动损伤。对于高估或低估自身运动能力的老年人来说，运动能力的判断与运动损伤发生率之间存在正相关关系。对自身运动能力的估计与自身实际运动能力之间的偏差越大，就越容易引发运动损伤。

体育锻炼对于提高老年人认知能力水平具有积极作用。心理学将认知定义为“知识的获得、存储、转变和使用”，包括记忆、注意、反应时等。由于中枢神经系统功能衰退，导致老年人记忆、反应时、问题解决等认知功能减退[9]，主要表现为动作的迟缓，严重的老年人甚至会出现自理能力的衰退。大量的研究证实，老年人进行不同类型的体育锻炼均对提高认知能力具有良好的影响。

三、高原老年人锻炼方式的科学性

（一）运动负荷的科学控制

运动强度是影响老年人体育锻炼效果的主要因素。人体在1000米步行和1000米跑步时运动量相同，消耗的体能也基本相当，原因在于参与两种运动距离是一样的。但是，两者对人体的刺激程度却并不相同，这是因为完成两种运动时运动强度不同（速度不同）。因此，在运动中对人体产生影响的是运动强度而非完成运动的动作结构。当然，过高的运动强度对健康是有害的，而过小的运动强度则达不到健身效果，所以在运动中合理控制运动的速度和时长显得尤为重要。

目前，一般用最大摄氧量或心率来表征运动强度，使用心率控制强度简单易行，具有一定的普适性。通常情况下以有氧运动为主时，正常人心率小于160次/分钟。对于老年人来说，运动强度的设置因个体差异、健康程度、体力强弱、运动习惯的不同而异，可通过以下公式计算自己的目标运动强度：

目标心率 = （220 - 年龄 - 安静心率） × （60% ~80%） + 安静心率[10]

假设参加锻炼的老年人年龄 62 岁，安静心率 60 次/分钟，运动强度百分比为 60% 时，目标心率为（220 - 62 - 60） ×60% +60≈119 次/分钟；运动强度百分比为 80% 时，目标心率约为 138 次/分钟。也就是说，62 岁的老年人较为适宜的运动强度为心率在 119 ~ 138 次/分钟。

运用此公式衡量运动强度时必须注意以下两个问题：第一，如果需要在较短的时间内将心率提升到目标值，在运动前一定要热身，用充分的准备活动来逐步提高心率，在北方或者较为严寒的天气状况下更不能缺少此步骤。充分的准备活动能够快速有效地提高身体温度、降低肌肉黏滞性、提高肌肉快速收缩及舒张的能力、快速增加肌肉力量，能够有效避免参与运动时因肌肉的高黏滞性引起的拉伤。此外，充分的准备活动还可以提高内脏的总体机能水平，提升锻炼效果，通常准备活动应在 10 ~ 15 分钟。第二，运动过程中相对固定的运动强度会随着时间推移使心率逐步上升，进而超过目标心率，此时应合理地控制运动强度，避免机体由于生理负荷过大产生不良反应。运动中的强度和负荷是否适宜可通过运动结束后的生理状态来判断：一是对运动后脉搏恢复的情况进行观察，记录运动结束时刻至休息一分钟后的脉搏，如果在此期间脉搏降低了 20% 以上，表明在此次运动过程中运动强度和运动量是适宜的。二是观察运动结束后第五分钟末呼吸是否恢复正常。若呼吸正常，那么此次运动的强度和负荷处于正常水平；如若不正常，在下次制订运动计划的时候要按实际情况进行调整。此外，运动后第二天晨起脉搏波动不大，体重基本不变，表示前一天运动负荷在可接受的范围内。通常适宜的运动会给人以轻松的感觉，感觉过于轻松或者略微难受都是不适宜的表现。

（二）风险认知的重要性

老年人在体育锻炼风险认知中展现出的共同点和与其他风险认知不一致，区别在于理性不足，能够控制以及稳固理性情绪的能力不足。具体来说，老年人对体育锻炼风险认知的评估主要以自身的直观感受和对风险的判断为依据来确定运动所涵盖的益处，而非通过客观计算得出。此类风险认知受不同因素的影响，且时常依靠个体的主观意识来控制。虽然具有一定的可操控性，但是往往受老年人经验主义的限制。

不同性别的老年人对体育锻炼风险中不确定性因素的认知表现不同，表现为危机处理不当、自身的过失、训练场地及设备过时、意外事故的发生等，其中，较多的男性老年人认为男性的锻炼风险要大于女性[11]。由于不同性别安全保护意识及集体合作自控力的不同，导致锻炼风险控制认知在男女间的差异，主要表现在运动方式的选择、危机处理方式及训练场地设备的选择上。多数的老年人相对自信地认为自己拥有足够的控制能力，对于可变因素可以自我控制。例如：①他们认为自己能够依照自身状况进行锻炼；②他们认为因运动失误引起的风险通过自己的控制可以减小影响。在危险性因素的发现中存在明显的性别差异，并在不合理心理原因、不正确运动方式以及个人运动误伤中差异明显。

四、运动设施资源的影响

体育健身器材、场地是老年人能够正常开展体育锻炼的保证，昂贵的场馆费用降低了老年人在室内场馆运动的频率。地区体育建设投入资金分配不均等原因致使公共体育场地使用受限，而公益性体育公共服务场地又常有建设不足的问题，许多时候无法满足全部老年人体育运动的场地需求，他们更多时间是在离家较近的空闲场地进行无须消费的体育健身项目，导致健身活动类型受限，显示出目前体育基础设施配置缺乏与老年人强大的身心锻炼需求之间的矛盾。研究表明，老年人在水泥地上活动存在较高的运动损伤风险，水泥场地硬度较高，地面给人较大的反作用力，极易造成运动损伤，导致老年人参与体育运动时最易损伤的部位主要集中于下肢。

在指导老年人进行运动场所的选择上应注意：①确保活动场地地面平整，健身设施的颜色最好以暖色调为主。②为了使易感疲劳的老人适应不同的季节和气候，宜在不同的地方，比如阳光下或者阴影中设置休息椅。③集中的活动区应有良好的环境，以避免不利天气的影响。尤其在北方的冬季，应避免强风产生的通道效应、转角效应、缝隙效应等。④供步行锻炼的路径应为老年人提供多种材料铺就的地面，使老人在行走时能获得不同的体验感，为更多的老人提供锻炼的机会和选择的可能。⑤老年人健身场所应该分为运动区域和休息区域。运动区应保证良好的日照和通风，地面选用平整防滑且缓冲性能好的材料修建。室外健身器材要安装防跌倒、防滑等设施。⑥专业活动场地和集体活动场地宜集中布置，小型或小群体活动场地宜分散布置。各种活动场地也可多层次混合设置，如集体活动场地周边布置一些运动器械，方便不同人群的锻炼需求。此外，由于老年人身体机能减退，建议在锻炼时尽量选择草地、塑胶等较为松软场所进行锻炼，以减少地面对关节的冲击力。

目前“积极老龄化”已经成为我国国家战略发展的重要任务，广泛开展人口老龄化国情教育，增强应对人口老龄化的信心和决心，并已经把积极应对人口老龄化纳入公共政策，增强了政策的针对性、协调性、系统性，充分调动政府、市场、社会、家庭、个人以及社会各方面的积极力量，形成共同积极应对人口老龄化的强大合力。因此，在对老年人健身场所及设施的硬件保障方面必将随着优势政策的推进形成良好的发展态势。

第三节　高原老年人运动损伤防治

一、高原老年人运动损伤预防

（一）养成良好的生活习惯

良好的生活方式是老年人健康的有力保障。研究表明，老年人的集体活动、娱乐活动参与度较少时，罹患老年病的概率增加[12]。通过加大普及健康教育的力度，使用多种方式有计划、有目的地帮助老年人增强保健意识，养成良好的生活习惯，必将有利于老年人运动过程中损伤的预防。对老年人的健康教育应遵循鼓励性、说服性、实践性原则[3]。鼓励性，即对老年人施行健康教育时，必须从振奋其精神开始，唤起他们接受健康教育的热情、信心和积极性。说服性，就是要用充分的理由开导受教育者，尽可能地多举一些实例进行教育，使受教育者深信不疑。实践性，即变“学习知识”为“实践知识”。老年人多年养成的行为和生活习惯单靠一般卫生保健知识的学习是难以改变的，必须有针对性地开展丰富多彩的健康实践活动，鼓励和吸引老年人积极参与，使得老年人真正体会到科学知识给他们带来的好处，进而使他们愿意以科学的健康理念规范自己的行为生活，改变不良的生活习惯，从而提升生活质量。

（二）提升运动安全意识，培养良好运动习惯

1. 准备活动必不可少

准备活动是运动前极为重要的组织活动。如果准备活动不够充分，身体各系

统就不能被有效动员，运动损伤风险增加。老年人在参加运动之前，应该利用比年轻人更长的时间来进行准备活动。如果运动健身的时间在 60 分钟以上，准备活动的时间最好达到 10～20 分钟，这样老年人能够充分地进行准备活动，保障准备活动的每一项内容都能够充分地进行。

一般来说，准备活动中有两部分内容是必须要做的。一是在时间充足时全身各部位都要做到足够的伸展，包括颈、背、肩、胸、脊柱、四肢、踝、腕、髋、膝、跟腱、足趾和手指。如果时间较少，需要将运动健身中涉及的主要关节充分拉伸，如进行慢跑健身，需要对腰、髋、膝和踝关节做充分的拉伸。二是要有一定强度的全身活动。老年人的运动健身一般都是全身性的，在准备活动时有必要进行一定强度的全身活动，提高各个组织器官的功能水平，达到运动的要求。可以慢跑、快步走等，活动时强度达到心率 90～100 次/分钟即可，体质较弱的老年人可以适当降低一些，身体有微微出汗或发热的感觉即可。此外，如果老年人选择一些技术性项目进行运动健身，有必要进行专门的准备活动，将一些常用的技术动作以较小的动作幅度和动作速率进行，使机体对这些动作有所准备，避免出现专项准备活动不足造成的健康风险。

需要注意的是，准备活动是安全有效进行运动健身的必要前提，如果参加运动健身的老年人有特殊情况，如年龄较大、存在一些健康问题，准备活动可以酌情减轻或取消部分热身内容，不可为了达到标准的准备活动而强行去做一些动作，这样有害无益。但无论如何，只要是参加运动健身的活动，都必须做好充分的热身。老年人做准备活动时，如果感觉身体略微发热，说明准备活动非常合适。冬季天气寒冷，准备活动显得更为重要。

2. 运动后的放松非常重要

老年人运动后更应该主动放松，放松活动可以促使肌肉恢复。放松活动的本质是对参与运动的肌肉和韧带的按摩和拉伸，抖动肌肉可以加速肌肉的代谢速率，增强肌肉的活性，避免还未恢复的肌肉在下次运动中损伤。运动后的放松还有助于减缓心率，促进血液回流，防止突然停止运动造成的肢体瘀血，并且能够降低肌肉疼痛的概率。在完成了当天的有效运动任务后，老年人最好选择慢走等方式进行 5～10 分钟的放松。

全身放松的内容包括：①上肢放松活动：站立，上体前倾，双肩双臂反复抖动至发热为止。②下肢放松运动：仰卧、举腿、拍打、按摩，抖动大腿内、前、后侧和小腿后侧肌肉，以及臀、腹、侧腰部肌肉。③团身抱膝放松运动：双手抱膝，下蹲，低头，反复上下颤动至腰椎发热为止。④全身休整运动：站立，身体前屈，双手扶墙，深吸气于胸，慢吐气于腹。如此反复直至恢复至运动前正常脉搏。

此外，老年人可以做一些伸展运动，包括绕肩、摆臂、屈膝、转踝等，但一定要记住伸展运动应该做到温和流畅，切忌做一些快速、过猛的动作。在正确的放松和伸展运动之后，老年人的身体应该感到轻松而且更加灵活。

3. 科学掌控负荷量

老年人参加锻炼时，应尽量选择全身参与的运动形式。快速发力将导致老年人身体某一部位承受过大的负荷，损伤风险增大。如果老年人因喜欢某一运动形式而长时间做同一个动作，也会对身体某个部位造成不同程度的损伤。参与体育运动时，老年人应调整各个部位承担的负荷量，同时对自己运动后身体的反映情况进行自我监测。如果身体某一部位或者某一器官出现不适感，应马上终止运动，即刻进行医疗检查，避免因身体局部损伤引起全身性运动不适。

4. 加强力量素质的训练

力量素质是运动的基础，拥有良好的力量素质可以有效预防运动损伤。相反，肌肉力量不足、延展性差，出现运动损伤的概率就会增加。在训练前应该对自己全身肌肉力量有基本的了解与掌握，建议老年人前往拥有运动康复专业的医院或机构进行肌肉力量筛查（等速力量测试）。加强肌肉力量、肌肉伸展性和韧性较差部位的锻炼，均是预防运动损伤的有效方法。

（三）科学运动风险评估

运动风险是指运动过程中造成健康危害的可能性[13]。无论是普通人还是优秀的运动员，在日常活动训练中都不可避免地要面对一定的运动风险。通过体检对锻炼者进行运动风险评估，检查和测试其身体状况，评估风险出现的概率和后果，并以此为依据采取相应对策，将运动风险降至最低。

运动风险的形成是内因和外因互相影响、互相作用的结果，其中体质健康水平是内因。“运动风险评估体系”包括：第一，以运动性因素为主导因素。无论运动达到何种程度，都会直接影响健康，运动风险评估的具体目标是“治未病”。第二，以安全性因素为出发点。有效地监控运动量、运动强度，根据自身情况调节，保持运动的科学性。第三，以科学性因素为主要因素。运动风险评估体系的重点内容应该包括运动心血管系统、心肺功能、骨密度、肌肉力量、足底压力及平衡能力等。运动风险评估体系的构建可为更高水平的全民健身科技服务提供支撑，为科学健身的纵深发展提供理论指导与科学依据。

（四）实时运动监测

实时运动监控是指老年人在参与体育活动的过程中，对自身生理机能的评定，也可以看作是全面体检的一种补充说明。它的意义在于能及时了解老年人从开始锻炼到锻炼结束时生理机能的变化，有助于预防过度疲劳，调整训练计划和运动量等。运动监测可以自我完成，监测内容主要包括自觉状态（身体感觉、运动情绪、睡眠、排汗、食欲、排尿状况等）和生理状态（脉搏、体重等），可列表记录，以便做出综合评价。

二、高原老年人运动损伤治疗

（一）普及急性运动损伤的治疗知识

在运动中，老年人发生急性损伤时通常会伴随出血、肿胀、局部组织温度上升和疼痛等症状，若处理不及时，会造成淤血堆积，并且增加炎症的发生率。如果采用正确的应急处理方法，可有效减少出血量，减轻局部疼痛症状，有利于老年人运动损伤的康复。如果没有相关的应急处理知识，也没有学习过相关技能，极易因处理不当而错过最佳诊疗时间，对后续治疗产生不利影响，因此普及紧急治疗知识显得尤为重要。出现运动损伤时，老年人可以按照“RICE”原则与“POLICE”原则处理，“RICE”原则的实施流程为 Rest（休息）、Ice（冰敷）、Compression（加压包扎）、Elevation（抬高患肢）；“POLICE”原则为 Protect（保护）、Optimal Loading（适当的负重）、Ice（冰敷）、Compression（加压包扎）、Elevation（抬高患肢）。此外，还可以通过按摩等中医传统治疗手段进行处理[14]。这种方法较为简单，也比较经济，十分有利于老年人运动损伤部位的恢复。如果老年人能够及时取得外敷治疗药物，通过药物也能对病患部出血、肿痛等症状进行较好的治疗。

（二）强化老年人机能再生与恢复

1. 开展老年人再生训练

老年人肌肉损伤后恢复较慢，再生训练是帮助老年人伤后恢复的一种有效治疗手段。再生训练是一种新兴的训练方法，能够帮助运动参与者从沉重的运动疲劳中恢复过来，但是与恢复训练不能混为一谈。再生训练可以强化肌肉、软组织结构及器官功能，通过对肌肉纤维、筋膜的梳理，能够有效治疗部分老年人的运动损伤问题。有研究证明，老年人进行再生训练，不仅可以有效缓解运动后肌肉不适紧张的状态，还能够加速身体运动代谢废物的排除，对治疗常见的运动后肌肉损伤效果较为突出。

再生训练方式主要有低负荷有氧运动，水疗法，小肌肉群专项力量练习，动作模式再纠正练习，肌肉、软组织梳理放松等，最适宜老年人使用的是筋膜梳理放松[15]。肌肉、软组织梳理放松是指找到老年人运动后肌肉筋膜、软组织痛点，通过按压等方法，对粘连的肌肉进行梳理，由深到浅舒缓软组织的疲劳与紧张，促进血液循环与代谢。运用触点球进行再生训练是目前比较流行的方法，触点球价格适中，便于携带，不受场地限制，也无太多手法技巧的要求，比较适合老年人使用。老年人可以自行运用触点球对痛点按压搓揉，达到放松肌肉、软组织的目的，训练次数和训练强度仍要根据老年人的机体特征决定。

2. 加强老年人功能性康复训练

功能性康复训练有利于老年人运动损伤后的身体机能恢复，缩短运动损伤的恢复时间，避免运动损伤的再发生。功能性康复训练主要包括肌肉控制训练、核心力量训练、柔韧性训练、稳定性训练等，老年人功能性康复训练一般是各种力量康复训练、身体稳定性训练以及被动的关节柔韧性训练的混合。其中，被动关节柔韧性训练通过专业的训练仪器辅助老年人对关节进行训练，进而增加关节的承受能力，提高关节活动度，使关节恢复如常。

三、高原老年人体育文化建设

（一）重视老年体育组织的建设

为更好地推进高原老年人健康事业发展，要建立、健全老年人体育协会，在社区中大力发展老年体育社团和老年体育活动中心。体育协会在群众体育的组织管理中发挥着重要作用，应有计划、有步骤地完善老年体育管理体系。社区体育指导中心应配有专门的老年体育指导员，充分发挥社会体育指导员的主导作用和老年人的主体作用，使老年人自觉、积极地学习和练习。支持老年体协和社区老年体育社团的发展，并为其活动提供方便、创造条件。

（二）增强老年人的体育意识

加强针对老年人的体育知识宣传，开展体育咨询，培养老年人对体育的兴趣，提升其体育文化素养。老年人闲暇时间较多，要激发他们主动、自觉参加体育活动的积极性。在组织管理上更要注意因人、因地、因时的特点，开展的活动内容应丰富多彩，使老年人可以根据自己的爱好进行选择。各个活动组之间应有意识地开展交流，扩大彼此的交往范围，提高老年人健康素质的同时应注重培养老年人的健康意识。

（三）加大对体育物质文化的投入

老年人参加体育活动的场所主要是在公共体育活动场。公共体育建筑、雕塑以及各种体育设施、场地等，本身就是一种体育文化现象，是人的本质力量的外化。同时，它们又是意识文化的载体，凝聚和展示着人类的知识、思想和智慧，体现着人们的情操、意志和价值观念[16]，体育建筑、设施、场地等作为思想依托又承受着体育锻炼的实践性。要努力创造条件加强体育物质文化建设，包括建造体育场馆，添置设施，精心合理地使用好已有的场地设备，将体育设施的投放与社区绿化、环境改造有机结合。

（四）继承和发扬传统体育文化

我国的民族传统体育项目众多，据统计仅汉族传统体育项目就多达 301 项，少数民族传统体育项目更是有 676 项之多。其中不乏老年人喜爱、擅长的项目，我国体育健康相关部门也针对老年人创编了数十套保健操和医疗体操，如练功十八法、回春医疗保健操和配乐太极拳等，为老年人体育锻炼提供了技术帮助。诸多学者一直致力于挖掘传统体育文化中的健身元素，利用传统体育资源优势服务老年人运动锻炼，促进老年人健康生活。

参考文献

[1] 张丹妮，陈乐琴，张一民．中老年人健身损伤风险发生的体质因素探析 [J]．南京体育学院学报：自然科学版，2016，15 (1)：50 – 55.

[2] 曾庭基．X 线平片及 CT 诊断外伤性肩关节脱位的价值 [J]．中国实用医药，2016，11 (8)：49 – 50.

[3] 庞博，纪仲秋，姜桂萍，等．健康中国背景下我国高寒地区老年人体育锻炼医务监督及干预对策 [J]．湖北体育科技，2019，38 (6)：498 – 501.

[4] 钟英斌，卫建萍，李海明，等．腕舟状骨骨折的分型与治疗 [J]．山西医药杂志，1993 (4)：195 – 196.

[5] 王晓琴．有氧运动对延缓衰老的作用及机制研究 [J]．安徽体育科技，2010，31 (4)：62 – 65.

[6] 陈亦玑，鲁泽清．老年人的运动 [J]．国外医学：老年医学分册，1986 (4)：151 – 154.

[7] 唐冪，郑立杰，唐红明．老年人健身锻炼心理预测因素与运动损伤研究 [J]．体育科技文献通报，2019，27 (2)：71 – 73.

[8] 史志勇，张雪云，陈丰，等．老年髋部骨折患者合并慢性阻塞性肺疾病围手术期的危险因素和防治研究 [J]．中国医学装备，2017，14 (4)：95 – 99.

[9] 刘洁，许红霞．虚弱症临床诊治研究进展 [J]．肿瘤代谢与营养电子杂志，2019，6 (1)：13 – 20.

[10] 李琳，袁荆晶，季泰，等．短时中等强度有氧运动对女大学生转换功能的 fMRI 研究 [J]．北京体育大学学报，2014，37 (12)：56 – 60，97.

[11] 李樑，邓陈亮．中老年人体育锻炼与体育锻炼风险——以风险认知为视角 [J]．中国老年学杂志，2013，33 (22)：5676 – 5678.

[12] 蒋红文．人口老龄化背景下中国老年人体育发展回顾与优化 [J]．湖北体育科技，

2019，38（2）：117－119，123.

[13] 魏礼军，宁新辉，米热古丽. 新疆某高校维吾尔族医学生运动风险分析［J］. 中国学校卫生，2016，37（5）：763－765.

[14] 陈明亮，冯海清. 关节松动术治疗运动员急性踝关节扭伤的作用探讨［J］. 福建体育科技，2017，36（4）：32－33，53.

[15] 刘瑞莲，屈红林. 中老年足底筋膜炎及其康复训练研究进展［J］. 中国老年学杂志，2015，35（15）：4411－4414.

[16] 张秀华. 中国老年人健康现状与老年人体育锻炼的研究综述［J］. 温州师范学院学报：自然科学版，2005（2）：103－107.

第七章　高原老年人运动健康科学指导

一个人的健康等于“1”，其他元素等于“0”，诸如事业、爱情、财富、智慧、名望等。当“1”存在时，“0”就会10倍、100倍、1000倍地增长，若失去了“1”，所得到的一切“0”都无济于事。

健康是人生最宝贵的财富。健康长寿一直是人类的美好愿望，毕竟人的生命只有一次，而且是一个不可逆转的过程。无论是人类自身的发展、自我价值的实现，还是社会发展的参与和社会发展成果的享有，都必须以自身健康为前提，没有健康的身心一切都无从谈起。

“生命在于运动”，运动要讲究科学，只有遵循科学的规律参加体育锻炼，建立科学文明的生活方式，才能真正达到强身健体的目标，才能够适应高科技、快节奏、竞争力强的社会要求。

第一节　促进老年人健康的原则与方法

一、老年人健康评估的原则

（1）以老年人为中心，尊重老年人，评估内容以客观、准确为原则。评估者应具有认真、客观的工作态度，不能因为时间仓促、评估内容多而敷衍了事，也不能因为不了解评估内容生搬硬套。综合评估老年人健康时，应对老年人认知、语言表达、情绪及周围环境有所了解，做到心中有数，避免评估内容与老年人实际情况不符。评估中发现不明确的问题，应反复询问并仔细观察确认，保证动态评估效果。

（2）重视老年人的身心变化，尊重个体差异，充分了解老年人生理和病理性改变的特点。生理性改变是指因增龄引起的分子、细胞、器官及全身生理功能的退行性变化；病理性改变是指由于生物、物理或化学等因素导致的老年性疾病引起的异常变化。在多数老年人身上，这两种变化过程往往同时存在、相互影响，有时甚至难以严格区分，需要护理人员认真实施健康评估，确定与年龄相关的正常改变，区分正常老化和现存以及潜在的健康问题，并采取适宜的措施加以干预。老年人常表现出身心变化不同步的特点，其心理发展具有很强的可塑性，个体之间差异明显。例如，智力方面，学习新知识、接受新鲜事物的能力较差；在记忆方面，记忆力下降，以有意识记忆为主、无意识记忆为辅；在特性或个性方面，会出现孤独、抑郁、沮丧、自我效能感降低等现象。但老年人的情感与意志变化相对稳定。

（3）明确老年人实验结果的差异性。老年人实验室检查结果的异常一般有三种可能：①由于疾病引起的改变。②正常的老年期变化。③受老年人服用药物影响。目前，关于老年人实验室检查结果标准值的资料很少。老年人检查标准值（参考值）可通过年龄校正可信区间或参照成年人正常值范围的方法确定，但对每个临床病例都应个别看待。研究者及护理人员应通过长期观察和反复检查，正确解读老年人的实验室检查数据，并结合病情变化，确认实验室检查值的异常是何种原因改变所致，避免延误诊断和治疗。

（4）重视老年人疾病中非典型的表现。老年人感受性降低，加之常患有多种疾病和并发症，因而发病后往往没有典型的症状和体征，即非典型性临床表现。例如，老年人患肺炎时常无症状，有时仅表现出食欲差、全身无力、脱水，或突然意识障碍而呼吸系统无症状的现象；阑尾炎导致肠穿孔的老年人，临床表现上可能没有明显的发热体征，或仅主诉轻微疼痛。由于这些非典型表现的特点给老年人疾病的诊断及治疗带来了一定的困难，容易导致漏诊、误诊，因此对老年人要重视客观检查，体温、脉搏、血压及意识的评估极为重要。

二、老年人健康评估的方法

世界卫生组织将健康定义为：健康不仅是指没有疾病和身体缺陷，还要有完整的生理、心理状况和良好的社会适应能力。这一定义揭示了人类健康的本质，指出了健康包含的各方面内容。因此，对老年人进行健康评估时，应该全面考虑，不仅要处理已经发生的问题，还要预防潜在问题。老年人健康评估的内容主要包括躯体健康、心理健康、社会功能，以及综合反映这三方面功能的生活质量评估。

（一）躯体健康评估

老年人躯体评估内容主要包括健康史采集、身体评估、功能状态评估、辅助检查等方面[1]。其中，健康史是老年人目前与既往健康状况、影响因素以及老年人对自己健康状况认识和反应等方面的主观资料，包括老年人的基本情况、健康状况、营养状况、既往病史、家族病史等情况。躯体健康评估的客观指标包括疾病、症状、服药、功能活动能力、视力、听觉等。

功能活动能力是根据完成日常生活活动的能力（Activities of daily living，ADL）进行评定的。日常生活功能主要用于测评老年人独立生活能力，是老年健康功能评价最重要的领域之一。独立生活能力既与精神和躯体健康有关，又决定着老年人的社会功能。日常生活活动功能又可以分为基本日常生活活动（Basic activities of daily living，BADL）和工具性或复杂性日常活动能力（Instrumental activities of daily living，IADL）[2]。BADL 反映老年人日常基本生活的自理能力，如穿衣、进食、洗澡等最基本的能力，体现老年人日常生活中最基本的自我照顾活动水平，是确定老年人是否需要养老护理或长期照护的主要指标。IADL 反映老年人操持家务和独立生活的能力，如购物、做饭、坐车、打电话、管理自己钱财、上下楼等，不一定每日都执行，但需要适用或应对周围环境，或者使用工具。

常用的功能性评估工具有：

① Lawton 功能性日常生活能力量表；

② Pfeffer 功能活动问卷；

③ Barthel 指数评分标准；

④ Katz 日常生活功能指数评价表；

⑤ 生命质量指数（QWB）；

⑥ 功能活动问卷（FAQ）。

（二）心理健康评估

心理健康包括认知能力及心理功能的主观评价等，是老年人健康不容忽视的关键指标。认知功能是决定老年人能否独立生活的重要因素之一。心理功能的主观评价是个体对自己身心各方面健康状况的主观感觉，反映的是个体对生活幸福感的评价[3]。进入老年期后，在面对和适应各种压力事件的过程中，老年人会出现与其年龄特征相关的特殊心理问题，这直接影响其健康水平、老龄化过程、老年病的治疗和预后。因此，正确评估老年人的心理健康有助于维护和促进老年人的身心健康。

常见的精神健康评估工具包括：

① 简单心智状态问卷（SPMSQ）；

② 简单心智测验（MMSE）；

③ 神经精神症状量表（NPI）；

④ 临床失智分级量表（CDR）；

⑤ 双相抑郁评定量表（BDRS）；

⑥ 长谷川痴呆量表（HDS）；

⑦ 年龄相关性记忆缺损量表（AAMI）；

⑧ 忧郁自评量表（SDS）；

⑨ 状态—特质焦虑问卷（STAI）；

⑩ 汉密尔顿抑郁量表（HAMD）；

⑪ 老年抑郁量表（GDS）；

⑫ 幸福度和生活满意度量表。

（三）社会功能评估

社会功能健康是老年人的社会参与状况及人际交往能力的具体体现。健康的老年人，不仅躯体无病、精神状态良好、生活可以自理，还拥有良好的人际关系和社会参与。对老年人来说，社会健康包括社会交往、社会支持和家庭支持程度以及人际关系的好坏。老年人社会健康评估指对老年人的社会健康状况和社会功能进行评定，包括社会角色评估：老年人一生中经历了多重角色的转换，适应对其角色功能起着相当重要的作用；家庭评估：家庭是社会的基本单位，家庭的健康与个体尤其是老年人密切相关，老年人离退休后的主要活动场所就是家庭；环境评估：包括物理环境和社会环境，居家安全的环境因素和经济、生活方式及社会关系和社会支持都是影响评估的重要因素；文化评估：在护理实践中，护理人员经常面对不同文化背景的老年人，老年人的健康和健康保健受到信念、习俗、语言等文化因素的影响。

常见的社会健康评估工具包括：

① 家庭功能评定量表（FAD）；

② 社会网络量表（LSNS）；

③ 社会支持评估表（SSAS）；
④ 社会功能不良评价表；
⑤ 照顾者负荷评估表；
⑥ 照顾者负荷调查表。

（四）老年综合评估

老年综合评估（Comprehensive geriatric assessment，CGA）是国外比较流行的评估工具之一，是对老年人生理、心理和功能等多内容、多视角进行鉴定的诊断过程，现已成为老年医学实践中不可或缺的工具之一[4]，可据此提出维持或改善功能状态的解决方法，最大限度地提升或维持老年人的生活质量。

CGA 的目标人群：慢性疾病种类多样，老年问题或老年综合征多元化，伴有不同程度的功能损害，能通过 CGA 和干预而获益的衰弱老年患者[5]。健康老人或严重疾病的患者（如疾病晚期、严重痴呆、完全功能丧失）不适合做 CGA。

CGA 的内容：主要包括全面的医疗评估、躯体功能评估、认知和心理功能评估，以及社会/环境因素评估四个方面。

CGA 的量表：最早的 CGA 量表是 1975 年由美国杜克大学老年与人类发展研究中心创立的，1977 年 Gurland 又创建了综合评价量表（Comprehensive assessment and referral evaluation，CARE）[6]，1982 年 Lawton 创建了多水平评价问卷（Multilevel assessment instrument，MAI），此后又陆续研发了 SF－36 生活质量评价量表（SF－36 health－related quality of life measure，HRQL）、功能评估量表（Functional assessment inventory，FAI）等[7,8]。3 个量表均包括 5 个方面的内容，即生理健康、心理健康、日常生活能力、社会资源及经济资源。

1. OARS 量表

该量表是目前评估工具中内容最全，使用时间最长，应用范围最广的。OARS（Older Americans Resources and Services）量表简单、有效、可靠，常用于个人功能状态评估、成人状态调查、服务有效性评估、服务需要评估以及服务提供者的培训。目前，OARS 量表已被翻译为 14 种语言，被广泛使用[9,10]。OARS 量表包括 105 个问题，其中 72 个问题由老年人独立完成，19 个问题由老年人的亲人（如家庭成员）进行回答，14 个问题由访谈者填写，大约需要 1 小时[11]。每个维度分为 6 个等级，依次代表极佳、良好、轻度、中度、重度和完全障碍，5 个维度评分之和代表老年人的综合健康状况[12]。总分 5～10 分者为健康状况良好，11~14分者为健康状况一般，大于15分者为健康状况较差。该工具于2009年由华中理工大学陈先华博士翻译成汉化版，并在社区老年人群中经过了信效度验证，信效度良好[13]。

2. CARE量表

CARE量表包括4个方面1500个条目，覆盖了老年人心理、生理、营养、社会、经济问题[14]。但由于过于复杂，在实际应用中并不广泛。此后研究人员又开发了简版CARE量表，包含了抑郁、痴呆、活动障碍、主观记忆、睡眠、躯体症状6个方面，可用于老年人认知功能的评价。其总分越高，代表老年人的认知功能越差[12]。

3. MAI量表

MAI量表由费城老年中心MP·Lawton开发制成，第1版PGCMAI量表发表于1982年，涵盖了7个概念，随后又增添了1个概念，这8个概念包括生活活动能力（ADL）、个人适应（PADI）、生理健康（PHDI）、社会、环境、时间利用、活动性（MOBI）、认知（CDI）[12]。MAI量表根据需要设计了长、短和问题侧重点不同的3个版本，也被翻译成多国语言在瑞典等欧洲国家广泛使用。

4. 老年生活质量评价量表

随着健康老龄化理念的不断深入，人们越来越重视老年人的晚年生活质量，CGA也增加了对生活质量的评估，包括生活质量测定量表（老年版）（Quality of life profile - seniors version，QOLPSV）、老年人生活质量问卷（Geriatric quality of life questionnaire，GQLQ）、爱荷华自评量表（IOWA self - assessment inventory，ISAI）、LEIPAD生活质量问卷（LEIPAD quality of life questionnaire）等[15]。其中应用较多的量表为QOLPSV，目前已被广泛运用于CGA中。

进入21世纪后，研究学者对此前创建的量表进行了完善与创新，用于全面评估老年人的健康水平，包括老年人筛查问卷（Geriatric screening questionnaire，GSQ）、老年人评估系统量表（Care，elderly assessment system，EASY - Care）、老年人邮政筛查问卷（Geriatric postal screening survey，GPSS）、世界卫生组织生存质量测定量表简表（WHOQOL - BREF）、世界卫生组织生存质量测量量表老年版（WHOQOL - WHO）、SF - 36 HRQL等。其中应用最广泛的评估量表为EASY - Care。

EASY - Care量表于1994年创建，后于1999年、2004年、2010年等多次修订完善[13]。目前的 EASY - Care 量表包括 3 部分（SF - 36 HRQL、巴氏指数评定量表、OARS 量表）、49 个问题，涉及生理、精神、社会以及环境等方面，目前已被多个国家和地区广泛应用[9,16]。

目前国内对 CGA 量表研究较少，使用的评估量表大多是借鉴国外的汉化版，因国内外人群存在多维度差异，在具体应用过程中困难重重。例如量表构成相对复杂，完成 1 例老年人的综合评估需要 40 ~ 60 分钟，需要大量的时间和人力来进行评估[9]，不利于推广应用。CGA 需要有多学科专业人员组成的团队共同实施，包括全科医生、护理人员、营养师、心理咨询师、老年人家属、志愿者、社工等。目前，针对老年人健康多维综合评估工具的研究有了长足的进展，各国也在 CGA 的基础上研发了适合养老服务或长期照护服务的评估系统，突出了老年人服务的特点和特色（表 7 - 1）。

表 7 - 1　部分国家老年人健康多维综合评估工具

国家和地区	评估工具	评估主要内容
美国	InterRAL/MDS	基本信息、疾病诊断、用药情况、身体状况、所需的康复服务、日常生活能力、感觉、知觉、沟通、行为状态、约束/安全设备、健康状况及问题、治疗性干预措施等方面
英国	Easy care	行为、认知、心理/情绪、沟通、活动、营养、大小便、皮肤、呼吸、用药、意识状态、其他特殊问题等方面
日本	老年人能力评估调查表	身体机能和起居动作、生活机能、认知技能、精神/行为障碍、社会生活的适应性、特别的医疗服务项目、残疾老年人和认知症老年人的日常生活自立度 7 个方面
澳大利亚	ACFI	营养、移动、个人卫生、大小便、认知、精神状态、言语行为、身体行为、抑郁、用药、复杂健康问题等方面

（来源：谢红养老研究室）

我国学者也积极研究适用于中国老年人的健康评价量表，胡秀英等人[17]通过 Delphi 法研制出了中国老年人健康综合功能评价量表（CGA），该量表从生活功能、精神心理、社会状况三大维度对老年人健康状况进行评估，具有良好的信度、效度与反应度。蓝雪芬等通过德尔菲法建立了社区老年人健康教育质量评价指标体系，从资源配备、政策制度、健康教育方法及频率、健康教育内容、老年人健康状况改善程度、老年人知信行改善情况及老年人对健康教育的满意程度对社区健康教育进行评价[18]。冯芳龄等人从生理、心理健康、生活方式及社会关系四个方面对老年人健康状况进行评价，量表效度较好，但未检验其信度，也未进行实证研究[19]。总体而言，当前我国健康评价量表的研制过程在指标建立过程阐述、指标重要性差异描述、评价量表的建立及实证研究等方面仍具进步空间。

第二节　高原老年人体质健康评价

一、我国老年人健康评价现状

近年来，我国先后颁布实施了《中国老龄事业发展“十五”计划纲要（2001—2005 年）》《社会养老服务体系建设规划（2011—2015 年）》《中国老龄事业发展“十二五”规划》及《“十三五”国家老龄事业发展和养老体系建设规划》等文件。国家通过政策和舆论引导等多种形式，积极营造推动老龄事业发展的社会环境，引导全社会关心、支持和参与老龄事业的发展。

随着我国老龄化问题的日渐发展，国家对老年人健康事业的关注程度日益加深，老年人健康问题得到了深入研究。国家对老年人健康管理的同时也指导着我国人口老龄化的有序发展，有关研究者将我国老年人体质研究现状归纳为初探阶段和规范发展阶段[20]。

（一）初探阶段（1998—2000 年）

1998 年国家颁布了《中国国民体质监测系统的研究》，首次对老年人进行体质测试，并初步拟定了体质测试标准[21]。国家体育总局在我国 16 个省进行了老年人体质调研工作，为我国构建老年人体质监测系统指标奠定了坚实的理论基础。测试的内容包含身体形态、机能、素质与健康问卷调查四个方面，监测指标分为调查内容、机体形态、生理机能、身体素质四类，主要调查老年人的工作状态、婚姻状况、生活与健康关系、休闲活动、锻炼场合、锻炼项目方式等。其中，机体形态包括身高、体重、腰围、臀围、皮褶厚度；生理机能包括肺活量等；身体素质包括握力、摸背实验、闭眼单脚站立、手眼协调、反应时等[21]。

（二）规范发展阶段（2000 年至今）

2000 年国家体育总局首次对 3 ~ 69 岁的人群进行了体质监测，这次监测具有划时代意义，标志着我国国民体质监测系统的正式确立。国家体育总局利用此次调查数据制定了后来的《国民体质测定标准》，此后每 5 年开展一次全国测试，目前已开展了 4 次，表明我国老年人体质测试工作进入规范化阶段。2000 年我国老年人监测指标中男女各分为三组，即 60 ~ 64 岁组，60 ~ 69 岁组，70 ~ 75 岁组，主要测试身高、体重、腰围、臀围、皮褶厚度等机体形态指标、肺活量、安静心率、血压、坐站试验等生理机能指标，以及握力、闭眼单脚站立、反应时、肩关节灵活性、手眼协调力等身体素质指标[20,22]。

二、建立高原老年人体质健康评价体系的必要性

健康评价是将健康概念及与健康有关的事物或现象进行量化的过程，即依据一定的规则，根据被测对象的性质或特征，用数字来反映健康[18]。患病率是现行的健康评价系统中较为宏观的指标，对健康进行全面地打分，无疑是更为直观、客观的评价方法。本团队前期研究表明，高原与亚高原老年人在体质健康监测结果上表现出明显的自身特点，主要包括以下 5 个方面：① 高原、亚高原绝大多数老年人身体形态正常，高原老年人 BMI 指数较高，腹部皮脂厚度、腰臀比值较大。② 高原老年人超重和肥胖率略高于全国老年人平均水平，具有一定的心脑血管疾病的患病风险。此外，腰臀比指标反映出具有很高心血管疾病患病风险的高原老年人占总被调查人数的41. 1%，有此患病风险的亚高原老年人为调查人数的25. 2%，全部形态指标提示，高原、亚高原老年人应提高对心血管疾病的防范意识。③ 高原、亚高原老年人身体机能指标基本处于正常范围，高原、亚高原老年人在收缩压和舒张压指标方面均表现出显著差异，高原老年被试患高血压人数较多。④ 身体素质方面，高原、亚高原的老年人在握力和柔韧素质上表现较好，耐力、身体协调性方面表现较为正常，而核心力量和平衡能力两个指标上表现较差。⑤ 影响高原老年人身体形态的因素为吸烟、饮酒，影响身体机能的因素为年龄，身体素质的影响因素为年龄、吸烟、饮酒、居住模式及体育锻炼行为；而亚高原老年人身体形态的影响因素为年龄、饮食、运动方式，身体机能影响因素为吸烟、饮酒及体育锻炼，身体素质的影响因素为年龄、饮食、居住模式、体育锻炼及运动方式。同时，研究结果显示居住模式对高原老年人身体素质

的影响较大。

可见，高原作为我国重要的地貌单元，其独特的地貌和气候环境对我国居民健康影响显著，对老年人的影响程度更深，因而建立科学有效的评价体系对我国高原老年人体质健康促进尤为重要。当前我国老年人体质监测指标围绕身体形态、身体机能、身体素质三个维度的 14 个指标展开，与学术界公认的体质评价内容存在一定偏差，缺乏对心理和适应能力评价的体系构建和体质健康的评价内容，导致在以现行体质健康评价为基础进行健身个性化指导时，常常会造成健身指导方案的“泛化”现象，缺乏科学性与针对性。

首先，科学评价高原老年人体质健康是十分必要的。《柳叶刀》发表的关于健康与老龄化的系列文章表明，除非卫生系统找到处理全世界老龄人口所面临问题的有效战略，否则日益增长的慢性病负担将大大影响老年人的生活质量。随着全世界人口寿命延长，急剧升高的慢性病发病率和健康减损水平将随时成为全球公共卫生最大的挑战。而老年健康服务资源在区域、城乡以及阶层之间不平等的现象日趋严重。客观、有效地评价高原老年人体质健康，是推动社会经济发展适应人口老龄化的必要举措，也是助力健康中国建设的必然要求。

其次，科学评价高原老年人体质健康具有紧迫性。《关于老龄化与健康的全球报告》认为，社会经济资源所影响的健康不平等将长期积存，并最终导致老年人在内在能力和功能发挥方面存在差异。现有的指标体系和分析方法在解决上述问题时存在不足，合理评价高原老年人体质健康的核心指标体系亟待建立。现有指标体系的不足之处在于：一是针对性不足，即目前的评估指标多是根据整体人群测算得出的，缺乏具体针对高原老年人体质健康的核心指标体系；二是整合性不足，高原老年人体质健康评价涉及社会生活的各个方面，因此要制定统一的评估标准、测量方法和量化单位，必须加强多方面的共同协作。

最后，科学评价高原老年人体质健康具有战略性。老年人健康的评估维度包括生理健康、心理健康、行动能力和社会功能健康[23]，而健康老龄化战略关注的焦点聚集在行动能力和社会功能上，进一步强调了老年人的主体性。中国是一个幅员辽阔的国家，长期存在着地区、城乡间发展不平衡的现象。评价高原老年人体质健康，应立足当地的社会经济发展水平，结合具体实践经验，在切实把握老年人健康需求前提下，分类别、多层次、有针对性地发展老年健康事业。

三、高原老年人体质健康评价体系构建的基本原则

（一）科学性原则

科学性原则是以科学理论为依据，通过科学的程序来指导评价体系的构建，即各个指标在设计、筛选、确立过程中符合客观事实标准，富有科学依据，数据要求真实可靠，不可因其他因素带有主观性的随意定论。建立高原老年人体质健康体系的主要目的是更客观、更精准、更全面地了解高原老年人体质健康素养的情况。在评价指标选取的过程中，应坚持科学性原则，结合高原老年人特征，使评价指标的选择与指标体系结构能充分体现评价对象的主要内容，保证评价结果的真实可靠。此外，各级指标要简明扼要，有针对性。在指标选取的过程中，不能把指标分解得过多过细，避免选取的指标出现重复和繁杂的现象；也不要把指标删减得太简洁，以免在选取中遗漏重要的指标，而不能客观真实地反映高原老年人体质特征。应注意同一层次的指标之间不应有包含、冲突和重复的情况，保证指标设计和筛选过程符合基本的逻辑思维。

（二）可操作性原则

指标体系的建立是一个复杂的过程，在设计时应该从高原老年人的总体情况出发，全局考虑。以整体视角为出发点来选取指标，由于体质健康的指标全部为客观性指标，在数据收集时主要以测量法为主，相较于主观性指标更具有难度，主要体现在指标的可测性、易测性等因素方面。在对高原老年人的测试中，由于高原老年人年龄不同，身体状况也存在明显差异，对测试者来说是极大的挑战。相对来说，较简易的测试方法可以在保证老年人测试安全的情况下提高测试效率，因此，指标在初期选取阶段应突出可操作性。选取指标需简明可行，每项指标都应精确到用数值表示。可操作性包括两个方面：首先是对于数据的要求，数据必须具有可得性与真实性，要通过多渠道收集客观真实的指标数据；其次是指标之间的关联性和独立性，要充分考虑各指标数据的重叠与交叉，需将指标体系具体细化到三级指标，从而令所构建的评价指标体系可以最大程度地反映高原老年人体质健康水平。

（三）低风险性原则

老年人作为特殊群体，因衰老而致使其身体机能逐渐下降。在选择指标时，应充分考虑到，一是避免选择难以测试的指标，以免老年人在测试时因无法完成测试而得不到相应的数据，要尽可能选择具有较高灵敏性、简易性、可获得性的指标；二是避免老年人在测试过程中由于摔倒等不可控因素导致的一系列问题。

（四）特色性原则

高原作为我国独特的地貌，具有低温、低氧、高海拔等地理特征，老年人在体质健康状况方面呈现出较为明显的特色。在构建评价指标体系时，要充分考虑高原地区所具有的地方性特色，并将之纳入具体的指标当中。

四、高原老年人体质健康评价体系构建初探

本书以科学性、公平性、可行性、低风险性等原则选取评价指标，并使用层次分析法和因子分析法确定权重，构建老年人体质健康综合评价体系的理论模型，以期建立一个能够适用于高原老年人的体质健康评价体系，方便对其体质健康状况进行实时评估，为高原老年人体质健康评价体系的确立和推动高原老年人体质健康研究的深入发展提供研究思路。

本部分以高原老年人体质健康评价指标体系构建为研究对象，包含对体质健康的内涵解释和评价要素的选取，利用德尔菲专家咨询法，初步选择了体质健康、运动医学、康复医学、社会工作等领域的40位专家进行了两轮问卷咨询（表7－2）。

表7－2　专家基本情况汇总表

科学研究/工作领域	人数（个）	职称/职务结构	学历结构	平均工作年限（年）
体育教师	9	$A=2$；$B=6$；$C=1$	$a=3$；$b=4$；$c=2$	21.7
体育科研	10	$A=3$；$B=1$；$C=6$	$a=1$；$b=7$；$c=2$	19.8
康复治疗师	9	$A=1$；$B=1$；$C=7$	$a=1$；$b=1$；$c=7$	8.8
主治医师	12	$A=2$；$B=6$；$C=4$	$a=4$；$b=7$；$c=1$	11.3

续表

科学研究/工作领域	人数（个）	职称/职务结构	学历结构	平均工作年限（年）
合计	40	$A=8$；$B=14$；$C=18$	$a=8$；$b=19$；$c=13$	15.4

注：A 为教授，B 为副教授，C 为中级职称；a 为博士研究生，b 为硕士研究生，c 为本科学历。

指标体系构建流程如下：

通过查阅文献资料，获取所需要信息并进行实地调研，了解高原地区老年人的身体健康状况，初步确定了基本框架，为接下来的研究奠定基础。

① 指标框架的建立。对研究对象的实际情况进行调研，并对相关领域的专家进行访谈，进一步探究研究内容。从环境因素、气候因素、饮食因素等方面入手，深入了解影响高原老年人身体状况的日常生活行为因素，制定研究框架，广泛征集专家意见后，建立评价指标框架。

② 评价指标体系的初拟。在形成基本框架的基础上，针对高原老年人体质健康测试特征，制定不同层次的指标，并把相应的指标进行量化和细分，初步形成高原老年人体质健康评价指标体系。

③ 评价指标体系的最终形成，确定各级指标权重。运用德尔菲法对初始指标体系进行两轮的专家咨询与预测，直到专家意见趋于集中。然后对专家确定的一、二级指标进行权重计算，确定各级指标的权重，并进行层次总排序，直到最终形成高原老年人体质健康评价指标体系。

经过专家对指标的筛选，指标最终确定如下：

① 经过专家两轮的筛选，最终认定高原老年人体质健康体系由 3 个一级指标和 16 个二级指标构成（表 7－3）。

②“身体形态”一级指标下设身高、体重、BMI、腰臀比、克托莱指数 5 项二级指标。

③“身体机能”一级指标下设心率、收缩压、舒张压、肺活量、基础代谢 5 项二级指标。

④“身体素质”一级指标下设 6 分钟步行测试、握力、腰背肌力、坐位体前屈、睁眼单脚站立、选择反应时 6 项二级指标（表 7－3）。

表7－3　高原老年人体质健康评价体系的确立

一级指标	二级指标	指标解释
身体形态	身高	反映人体骨骼生长发育和人体纵向高度
	体重	反映人体横向生长及围、宽、厚度及重量
	BMI	反映人体的肥胖程度
	腰臀比	反映是否存在中心性肥胖
	克托莱指数	反映人体的充实度
身体机能	心率	反映安静状态下心脏功能以及循环系统功能
	收缩压	反映心脏每搏输出量的大小
	舒张压	反映外周阻力的大小
	肺活量	反映人体呼吸的最大通气能力
	基础代谢	反映人体基础变化，内环境稳态等
身体素质	6分钟步行测试	反映人体的心肺功能
	握力	反映前臂、手部肌肉的力量及肌肉总量
	腰背肌力	反映躯干曲肌肌群的肌力
	坐位体前屈	反映躯干、腰、髋部位关节、韧带和肌肉的伸展性和弹性
	睁眼单脚站	反映人体发空间感觉和平衡能力
	选择反映时	反映机体神经系统动态反映速度

五、高原老年人体质健康评价体系权重

运用德尔菲法确定了高原老年人体质健康体系的一级指标和二级指标，各一级指标和二级指标内部间的重要程度还不十分明确。虽然专家对各级指标都进行了重要程度判别，但是仅依照标准差和变异系数来模糊地确定各级指标间的重要性，不能达到我们构建体系的具体要求。

为了避免上述情况发生，构建出优质的体系，我们选用层次分析法来解决此难题。我们请专家利用9级重要尺度标度法对高原老年人体质健康评价体系指标对比赋值，之后利用层次分析法数据软件进行权重分析。

本研究将决策的目标、决策的准则、决策的对象按照它们之间的相互关系分为最高层（高原老年人体质健康评价体系）、中间层（身体形态、身体机能、身体素质3个一级指标）和最低层（身高、体重、BMI等16个二级指标），后期使

用 Yaahp 软件确定各指标的判断矩阵特征向量（图 7－1）。

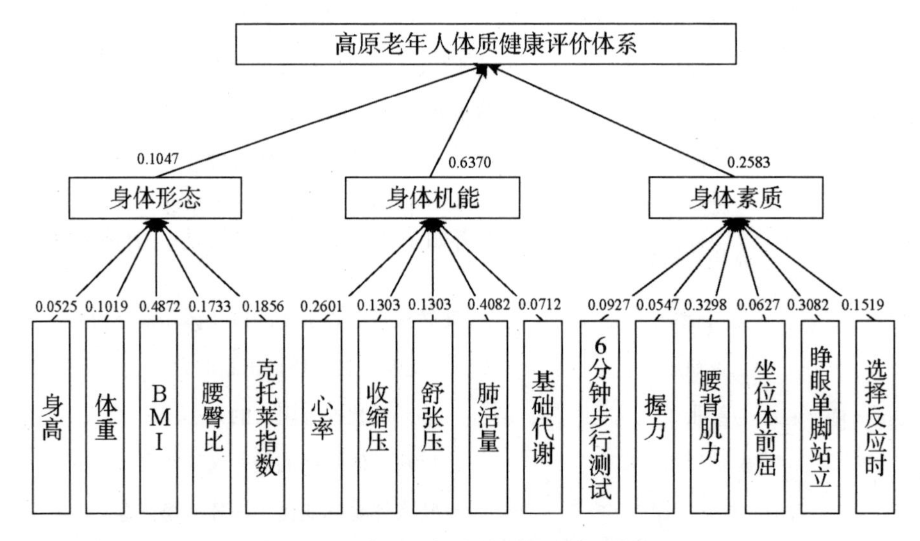

图 7－1　高原老年人体质健康体系模型

最终所构建的指标体系为三级指标体系，一级指标为高原老年人体质健康体系，二级指标为身体形态、身体机能、身体素质，其权重分别为 0.1047、0.6370、0.2583，16 个三级指标的权重见图 7－1。

第三节　高原老年人运动建议

运动是生命之源，也是健康长寿的秘诀之一。积极参与体育锻炼不仅能够改善身体机能，提高生活质量，还能调节心理状态，提升社会价值。那么，老年人如何健康运动呢？本节将对老年人健康运动提出合理建议，帮助老年人更好地参与运动锻炼，体验运动带来的乐趣。

一、认识高原，了解自己

老年人在运动锻炼前最好做一次较为全面的身体检查，然后根据身体状况选择合适的锻炼项目。同时，身体检查的结果又可作为锻炼前的客观依据，便于和锻炼后的情况进行对比，继而判断运动锻炼的效果。老年人运动健身时应根据自己的年龄、体质状况、场地条件、健康状况、运动史、季节及气候变化等选择适宜的运动项目，并制订合理的锻炼计划，正确掌握运动量和运动持续时间，切不可盲目强求。运动项目的选择上应以全身参与且缓慢柔和的练习为主，如步行、跑步、有氧健身操、太极拳、游泳、门球、爬山及骑自行车等，不宜进行快速冲刺跑及负重和肌肉过分紧张用力的练习。高原老年人运动时应注意如下事项：

（1）忌负重憋气。高原老年人多伴有肺气肿，长时间憋气会因肺泡破裂而发生气胸，加重心脏负担，引起胸闷、心悸等。憋气时胸腔的压力增高，回心血量减少，易发生头晕，甚至昏厥。憋气完毕，回心血量骤然增加，血压升高，易发生脑血管意外，因此老年人不宜参加诸如举重、拔河、硬气功、引体向上、爬绳等运动项目。

（2）忌激烈竞赛。老年人无论参加哪些运动项目，重在参与，以健身为目的，不应争强好胜，非要与人争高低。过于激烈的竞赛不仅体力无法承受，而且极易因运动中的碰撞、摔倒、激动引发意外。

（3）忌急于求成。老年人对体力负荷适应能力差，因而在运动时应加大适应时间，一定要循序渐进，切忌操之过急。

（4）忌晃摆旋转。老年人协调及平衡能力较弱，下肢力量减退，步履缓慢，肢体移动较迟缓，应避免参与溜冰、荡秋千等旋转类动作，避免意外的发生。

（5）忌头部位置不宜过分变换。老年人不宜做低头、弯腰、仰头后侧、左右侧弯动作，更不要做头向下的倒置动作。这些动作会使血液流向头部，老年人血管壁变硬，弹性差，会引发脑部短暂性贫血，出现两眼发黑、站立不稳的情况，严重时可诱发脑溢血。

二、在适应中锻炼，在锻炼中适应

老年人健身要灵活多样化，不要单一，可以从散步、扭秧歌、打太极拳、跳老年迪斯科、做简易体操、打门球中选择一种或多种。对于年纪特别大的老人，尽量以散步、太极拳为主，散步时间不宜太长，保证每天运动健身 1～2 次，每次半小时左右，每天运动总时长以不超过 2 小时为宜。运动时间一般以早晨日出之后与傍晚黄昏来临时为好，在炎热的夏、秋季节，舞蹈、健步走等项目可安排在晚饭稍作休息后进行。

由于高原缺氧环境对机体的影响，老年人在运动时，运动量宜由小到大，动作宜由简到繁，持续时间宜由短到长。每次运动时要注意由静到动、由动到静，动静结合，掌握好动作的要领、技巧和锻炼方法。初上高原者或二代移民老年人（出生在高原，父母从平原移居至高原的汉族人）应格外注意，尽量选择运动量较小的运动形式来锻炼身体。开始锻炼时负荷量和强度要小，以后随身体适应能力的提高而逐渐加大，老年人最合适的运动强度一般用最高心率的 60% 来表示。也有人提出，老年人慢跑时心率是 180 减去年龄或比安静时心率增加 50% ~60% 为宜。如果采用 2.5 千米/小时步行，以后逐渐增加步数和速度，最高可到 120 ~ 140 步/分钟；若采用行进 5.6 ~6 千米/小时，可在 120 ~140 步/分钟基础上转慢跑或走跑交替。开始跑速要慢，距离要短，适应 1 ~2 周后，再逐渐增加运动负荷和锻炼时间。

老年人应按运动处方进行体育锻炼，运动处方能够指导大家有目的、有计划、科学地锻炼身体。在不能开具运动处方的情况下，体育锻炼前必须严格进行体格检查、运动负荷试验，这对患有心血管疾病、呼吸系统疾病和其他慢性疾病的老年人，以及初上高原的老年人来说尤为重要。

三、掌握普遍规律，重视特殊情况

老年人在体育锻炼期间要遵循正常的生活习惯。要注意饮食营养，多食易消化、高蛋白、高维生素、少脂肪的食物。要戒烟，预防因吸烟诱发的心绞痛及肺癌，少饮酒或戒酒以保护肝脏。进行正式的体育锻炼之前要热身，不要一开始就进行强度较大的运动，以免出现意外而受伤。先做强度小的运动，然后加大强度，避免剧烈运动。饭后不要马上运动，尤其是吃饱饭以后。患有慢性病的老年人应根据自身状况，选择有针对性的锻炼方式；罹患糖尿病、心脏病的老年人可偏向小强度的有氧练习，如走步、太极拳、健身气功等；罹患运动系统障碍性疾病的老人应在康复师或家人的监督下完成吞咽类、认知类、关节活动度等更专业的锻炼。

通过运动可增强功能、强健体魄、防治疾病和延年益寿，但良好的效果需要逐步积累达到，只有持之以恒方可实现目标。老年人运动健身一般要坚持数周、数月甚至数年才能收到良好的效果。只有坚持经常运动，才能收到应有的效果。一旦间断，心肺机能、体力和工作能力即随之下降。日本学者曾观察到，让受试者每周进行 3 次步行锻炼，15 周后最大摄氧量增大 12%，然后中止运动 6 个月，最大摄氧量减少 7%，因此，坚持经常锻炼是非常重要的。

四、敬畏生态、快乐生活、美化生命

俗话说“冰冻三尺，非一日之寒”，参加运动锻炼决不能急于求成，应该有目的、有计划、有步骤地进行，日积月累才能取得满意的效果。开始锻炼时以小强度运动为主，之后逐渐增强。锻炼过程中感到发热、微微出汗，运动后感到轻松、舒畅、食欲及睡眠较好为佳。运动场地尽可能选择空气新鲜、安静清幽的公园、树林、操场、庭院、湖畔、疗养院（所）等，如不具备上述条件，可因地制宜选择安全、环保的场地，以达到健身目的。每天坚持锻炼为宜，每次锻炼半个小时左右；实在有困难时，每周锻炼不应该少于3次。要合理地安排好运动时间，养成按时锻炼的良好习惯。

运动过程中应加强医务监督，经常了解自己的脉搏、血压及身体健康情况，做好自我监督。防止过度疲劳或意外损伤。如慢跑时不能太快，一者是容易造成踝关节扭伤，再者有高血压的人容易出事故，还可能由于缺氧诱发心绞痛。跑的过程中可以跑、走交替，呼吸要自然，动作要缓慢而有节奏，避免做憋气或过分用力的动作。尤其是动脉硬化的老人，更应该避免引起血压骤然升高的动作，如手倒立、骤然低头、弯腰等动作。运动之后若达到心胸舒畅、精神愉快、轻度疲劳、食欲及睡眠较好、脉搏稳定、血压正常，说明运动量达宜，身体状况良好，可继续运动。如果运动后出现头痛、胸闷、心跳不适、食欲不振、睡眠不佳及明显的疲劳、厌练现象，说明运动量过大，应及时调整或暂时停止一段时间。老年人锻炼时可以利用运动后即刻脉搏和恢复时间来控制运动量，即用170减去年龄，计算出运动后即刻的脉搏标准，一般不宜超过110次/分钟，以运动后5~10分钟恢复到运动前的脉搏水平为宜。

参考文献

［1］殷金明，陈红静．中职护理专业健康评估课程说课设计［J］．卫生职业教育，2018，36（11）：71－72.

［2］陶涛，周英，戴玲燕，等．采用多状态Markov模型分析我国老年人失能转移规律［J］．中国全科医学，2019，22（10）：1165－1170.

［3］中华医学网．https：//www. medtranslation. cn/index. html.

［4］朱逢佳．临床药师参与老年综合评估多学科团队为老年人提供多重用药管理的实践与体会［J］．中国临床药学杂志，2013，22（3）：3.

［5］高越．老年综合评估介绍［C］//2013年浙江省医学会老年医学学术年会暨国家级继教项目老年人优化健康管理研讨班论文汇编，2013.

［6］George Linda K，Palmore Erdman，Cohen Harvey J. The Duke Center for the Study of Aging：one of our earliest roots［J］. The Gerontologist，2014，54（1）：59－66.

［7］Mostafa Allami，Mohammadreza Soroush. What priorities should be considered for Iranian veterans with ankle－foot injuries？A health needs assessment study，25 years post－conflict [J]. Military Medical Research, 2017, 4 (1): 1-2.

[8] Haywood K L, Garratt A M, Fitzpatrick R. Olderpeople specific health status and quality of life: a structured review of self-assessed instruments [J]. J Eval Clin Pract, 2005, 11 (4): 315-327.

[9] 杨琛，王秀华，谷灿，等．老年人健康综合评估量表研究现状及进展 [J]. 中国全科医学，2016，19 (9): 991-996.

[10] Doble S E, Fisher A G. The dimensionality and validity of the Older Americans Resources and Services (OARS) Activities of Daily Living (ADL) Scale [J]. J Outcome Meas, 1998, 2 (1): 4-24.

[11] Elena P, Philippe C, Marie L, et al. Optimal management of elderly cancer patients: usefulness of the Comprehensive Geriatric Assessment [J]. Clinical Interventions in Aging, 2014, 9: 1645-1660.

[12] 徐晓茹，柴静，胡志，等．国内外老年人群多维健康评估研究进展 [J]. 南京医科大学学报：社会科学版，2018，18 (4): 287-291.

[13] Van Hook M P, Berkman B, Dunkle R. Assessment tools for general health care settings: PRIME-MD, OARS, and SF-36. Primary Care Evaluation of Mental Health Disorders. Older Americans Resources and Services Questionnaire; Short Form-36. [J]. Health & Social Work, 1996, 21 (3): 230-4.

[14] 孙欣然，孙金海．国内外养老照护评估现状及对我国养老照护分级的启发 [J]. 中国全科医学，2017，20 (30): 3719-3724.

[15] Aalto A, Aro A R, A Hamalainen, et al. Health Related Quality of Life in Old Age: International approach in developing the LEIPAD questionnaire [J]. 1995.

[16] Craig Christopher, Chadborn Neil, Sands Gina, et al. Systematic review of EASY-care needs assessment for community-dwelling older people [J]. Age and Ageing, 2015, 44 (4): 559-565.

[17] 胡秀英，龙纳，陈茜，等．老年人健康功能综合评价量表的研制 [G]. 第 15 届全国老年护理学术交流会议论文汇编．2012: 86-89.

[18] 蓝雪芬，尹志勤，耿桂灵，等．社区老年人健康教育质量评价指标体系的研究 [J]. 中国实用护理杂志，2014, 30 (30): 5.

[19] 冯芳龄，蔡延平，赵发林，等．老年人健康状况评价指标体系构建 [J]. 健康研究，2014，34 (2): 4.

[20] 沈贤．苏州市 70 岁及以上老年人体质状况与生活质量的调查与研究 [D]. 苏州：苏州大学，2014.

[21] 江崇民．中国国民体质监测系统的建立与运行 [C]. 世界群众体育大会．国际奥委会，2011.

[22] 胡伟，林爱华．珠江三角洲地区居民健康状况的综合评价研究 [J]. 中国医院统

计，2008（3）：239－241.
[23] 陆杰华，阮韵晨，张莉．健康老龄化的中国方案探讨：内涵、主要障碍及其方略[J]．国家行政学院学报，2017（5）：40－47，145.

后　记

金城初夏，人间六月，万木葱茏，木铎声响。在黄河之滨阳光灿烂又微风拂面的初夏，在西北师大芳草披离又风雅歌起的六月，《高原老年人运动与健康》这本书基本完成了。这本书可以说是缘起在青藏高原的走访调研中，立题在高原老百姓欢声笑语的群众体育活动开展中，成稿于本项目组长期以来的课题研究中，是一段时光、一段思考和一段研究的总结。至此，回望本书，包含着关心与关注、温暖与热情，更重要的是，它既包含我对生活在这个地域的老人们的深厚感情，又包含想为老年群体的健康生活尽绵薄之力的真挚心愿。

作为一名青年研究者，致力于研究高原老年健康促进，我感谢我所生活的这个时代，也感谢生活在同一时代的人们。这是一个契机，让我能够从事自己热爱的教育事业、体育事业；也是一种挑战，让我们能付诸行动做一些有意义的事情，服务伟大的祖国和美丽的家园。正是这样一种鞭策，促使我一次次在遭遇瓶颈时坚持，在遇到困难时突破，总算是可以将一些学习收获和研究成果献给亲爱的读者。当你需要了解高原环境与健康的关系，或者遇到父辈们想运动又怕受伤的不解之惑，又或者遇到不知如何进行老年运动监控和健身指导等问题时，也许本书会对你有些许帮助，我们将在书中进行交流，共同探讨、共同进步。但由于撰写水平和研究手段的限制，本书难免存在不足之处，热忱地欢迎各位专家、同行和读者朋友们予以批评和建议；也期盼着众多研究者心甘情愿的付出，能够促进高原老年健康研究越来越百花齐放、硕果累累。

本书的出版得到了西北师范大学体育学院重点学科的支持。本课题组马宗鹏、高雅、贺锋、刘涛等人为本书的撰写修改做了大量工作，付出了艰辛的劳动；范鹏教授对全书的体系和内容概要提出了许多宝贵的建议，还欣然做序；人民体育出版社编辑对书稿的审查、编辑加工做了大量工作，付出了艰辛劳动。谨此一并致谢。

著者

2021 年 6 月于兰州